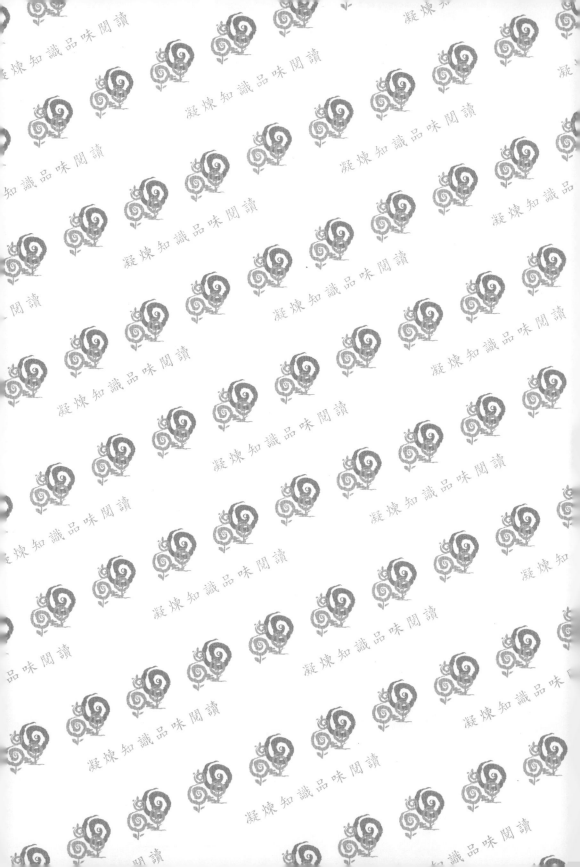

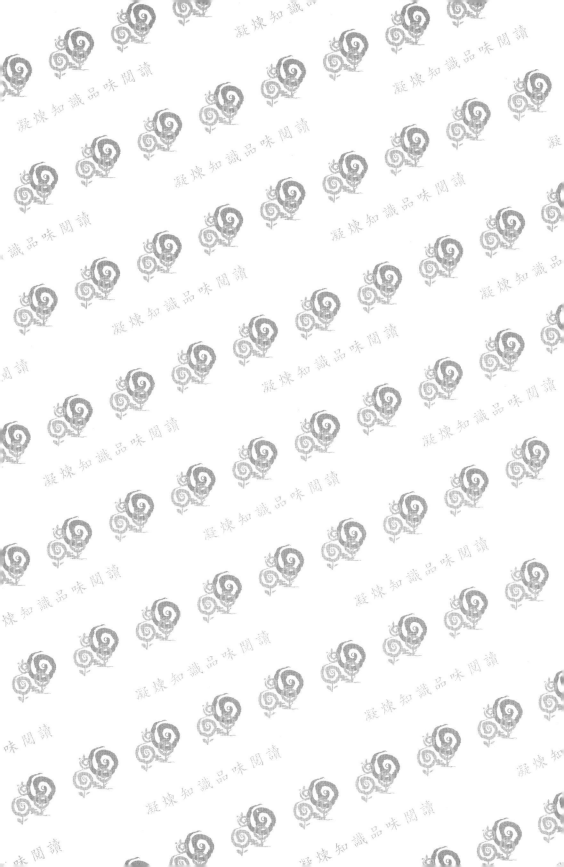

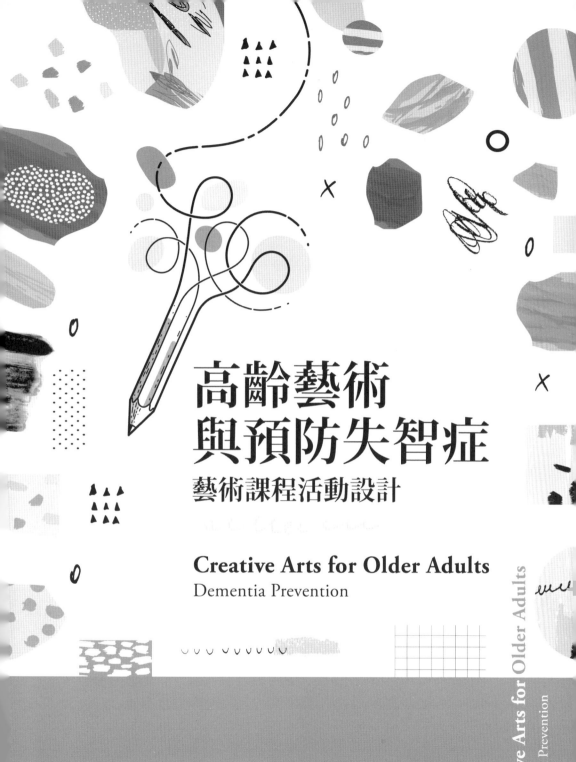

高齡藝術
與預防失智症
藝術課程活動設計

Creative Arts for Older Adults
Dementia Prevention

五南圖書出版公司 印行

Creative Arts for Older Adults
Dementia Prevention

推薦序一

第一次接觸到藝術治療這個名稱，是多年前我還在「生命線協會」和「張老師基金會」擔任義工督導的時候。因為助人工作的專業需求，參與了相關的工作坊。隨後又陸續聽了幾次關於舞蹈治療的演說，並閱讀了音樂治療相關的書籍，得到了一點粗淺的認識。

藝術治療是心理諮商重要領域，可惜多年來一直沒有看到國內有較多理論與實務的論述出現。雖然個人沒有從事此一領域相關的專業教學與訓練，但是內心卻一直期待國內能有人來填補這個專業領域的真空，給有這方面需求的人更大的福祉。

年前因為任職學校的授課要求，邀請了林端容博士來到泰國曼谷，講授教育學相關的課程。也了解到她在這個領域裡早已深耕多年，是一位理論與實務兼具的優秀學者。她學有專精，早年在教育界從事教學，隨後負笈英國取得博士學位。學成後，一直從事於相關領域的研究與實務探討，也在許多藝術治療專業學會服務。將她在國外所學的理論充分發揮，並以台灣的環境為出發，做本土化的案例設計。這些時日累積了許多寶貴的教案，都是極具學術與實用價值的成果。

近日林博士將她在實務與研究的經驗寫成專書，分享給我。拜讀之後，十分感動，深覺這是一本非常難得的心血結晶，很想為她做個推薦。除了給我過去從事心理諮商輔導實務的朋友共同分享之外，也希望藉這個機會，讓國人能善用林博士寶貴的教學與研究成果，讓需要給予協助的人得到最大的裨益。

　　本書內容十分精彩，除了可以做為大學課程教科書外，也是心理輔導人員很好的訓練教材，尤其是書中針對高齡化社會需求者所設計的各種活動，都極具趣味與學理依據，讓人一讀再讀，不忍釋手。由此也可以看出林博士是以極大的愛心，用她的所學來回饋社會。值此書成之際，爰以此序，為她祝賀。

許玉玲

泰國曼谷克里克大學國際學院院長

2021年4月28日

生活設計師

爲林端容老師新書寫推薦序

2020年春天，當新冠肺炎首次讓台灣許多活動停擺的時候，我們在成大冒著危險，舉辦了一個很特別的記者會，介紹一個創新課程，名稱是「藝術介入老人與失智」。這是由成大老年學研究所、職能治療研究所、藝術研究所與臺南市美術館共同開設，並由四所代表人白明奇所長、郭立杰教授、楊金峯所長與潘褔館長邀請講師，這門課的開設是個有趣的機緣，說來話長，不過此處並非說故事的場合。

授課老師中每人一堂課，只有林端容老師上兩堂課，我也戴著口罩坐在下面聽，覺得很有意思。林老師很認真地從學理開始介紹藝術介入，並且用實際帶領的許多團體做爲例子，告訴我們在這裡的繪畫、跳舞是被當成媒介，目的是讓老人與失智者動起來。

讓老人或失智者動起來，有時是很困難的。

在我的失智症特別門診的診療桌上放了兩樣東西，一個是從大稻埕買的文創品，其實是一個鐵盒，盒蓋上寫著健腦丸。眼尖的病人或家屬問我，哪裡買得到？我笑著指著旁邊的壓克力小立牌，兩片壓克力中間夾著一張紙，我親筆寫了運動、互動、做家事，告訴他們，做這三件事等於吃健腦丸。

　　林老師出版這本**《高齡藝術與預防失智症：藝術課程活動設計》**的書很特別，除了知識之外，也分享了許多實例及操作的方法，這在今天的台灣是很重要的，因為我發現有很多的老人與失智者是懶得動、叫不動，甚至足不出戶，這本書剛好可以派上用場，更可推廣到長照據點或日照中心，豐富活動的內容。

白明奇

成大老年學研究所所長、神經學教授

推薦序三

　　2020因故與林端容老師初次見面，這樣的緣分來自於林老師長期固定投入機構內活動的參與，發自為他人帶來快樂的初心，積極的協助機構內長輩團體活動，與社工一同安排、規劃課程內容；藝術廣泛性的定義，包含所有藝術的內涵：例如音樂、戲劇、舞蹈、肢體動作、雕刻、繪畫、沙遊、書寫和遊戲等等，幫助當事人表達心中感受和自我啟發。疫情解封後的短期半年時間，每週固定的多元表達活動，帶入的活動融入了肢體活動、社交交流和藝術繪畫；多元表達藝術是種溝通媒介，提供人際關係的互動機會，進而影響行為與情緒；看到長輩的笑容，對整個照顧機構的氛圍是最好的支持。

羅彩綺

社團法人臺灣護理之家協會理事長

推薦序四

　　林端容老師為人和善，熱心公益，懷抱理想與服務熱忱，兩年前老師自英國返國，因緣際會下有幸邀請老師至本人服務的護理之家為失智長輩進行多元化藝術治療，老師以他多年的實務經驗，用心設計本土多元化藝術治療活動課程，課程分動、靜態，達50個藝術創作單元，例如：麵團創作、母親節卡片、萬花童畫、音樂、舞蹈、肢體律動、繪畫、撕紙貼畫、春聯製作、剪報和聯想、生命回顧等等，每週一次的創作單元，經由老師豐富的實務經驗，引導長輩參與各單元活動漸入佳境，會一起動腦創作思考如何慶祝節慶活動；肢體活動也逐漸啟動手腳並用機制；古早味民謠則由一開始不敢拿麥克風到很容易琅琅上口，甚而唱到忘我境界。

　　經由多元表達藝術治療創作單元活動，長輩逐漸能表達心中感受和自我啟發，讓原本逐漸退化、退縮、封閉、臉部缺乏笑容的長輩，表情變得柔和有笑容、心情愉悅、自信大方，長輩們也非常期待每週一次的藝術治療活動及與成員相聚互動時刻，此活動能融合個別興趣和團體動力的優勢。對生命重新燃起希望，願意與人接觸及互動，對生命重新有了動力和希望。原來不太關心周遭環境變化的婆婆、伯伯們，經由藝術治療也能主動彼此關懷寒暄，藝術治療確實給機構長輩們帶來很大的幫助，除了舒緩失智症的症狀，更能增進人際與溝通的能力，著實正向影響他們的生命，除感謝林端容老師無私地為本機構貢獻他的專業，期望老師的專業能在長照機構生根發芽，並藉由教導更多對藝術治療有興趣的學子，為臺灣藝術治療增添新面貌，讓機構長輩生活更添意義。

林彩蓮

臺中家園護理之家主任

感　謝

藝術能在長者生活中發揮正面積極的角色；

發現生命的希望與喜樂；

要感謝很多人：

長者們、機構負責人、社工美美、志工們的配合、接納與協

助；

學術界與專業前輩們的肯定與支持；

朋友們的擁護；

家人對我的包容；

以及

耶穌基督 我生命中的好牧人。

白髮是榮耀的冠冕，

在公義的道上必能得著。

（《聖經·箴言》16:31）

當孝敬父母；又當愛人如己。

（《聖經・馬太福音》19:19）

作者簡介

林端容畢業於英國伯明翰大學（University of Birmingham UK）哲學博士、碩士，澳洲伊迪絲科溫大學（Edith Cowan University）藝術治療碩士、台灣台中師範學院畢業。持有大學講師證照、澳洲、紐西蘭和台灣藝專業術治療師證照、British Association of Counselling and Psychotherapy專業會員、Child Autism UK教師會員、香港亞洲心理輔導協會督導證書，中國高級心理諮詢師證照。

擔任高等教育、臨床藝術治療與督導、學前與特殊教育經歷

泰國東南曼谷大學、文化大學進修部助理教授；曾就職於泰國克里克大學、文化大學、成功大學、中山醫大、台灣藝大、東海大學、朝陽科技大學、香港樹仁大學、香港教育學院、中文大學等。香港中華藝術治療學會總監、香港兒童發展協會教育中心顧問。

臨床的藝術心理治療經驗部分，曾擔任台灣中國醫大兒童醫院早期療育藝術治療師；家扶中心、啟明學校、英國伯明翰華人社區中心藝術治療師與培訓；倫敦國家醫院（心智健康）榮譽藝術治療師；香港東華醫（癌症）院藝術治療師；鄧肇堅日兼（癌症）舒緩中心藝術治療師；社區兒童（具特殊教育需求）藝術治療師與機構諮詢師、心理輔導與治療督導；台灣家園護理之家、惠群護理之家長者憂鬱症與失智症藝術治療師；成功大學國際傷口修復與再生中心藝術治療師；漸漸身心診所藝術治療師。

國內外工作經驗領域包括：泰國、澳洲、英國、香港、台灣和中國。

代表出版作品

林端容等（2021）。藝術與高智。成功大學老研所。

林端容（2021）。高齡者團體藝術治療——失智症介入與預防活動手冊（第二版）。五南出版社。

林端容（2016）。案主中心藝術治療：憂鬱症的療癒與蛻變。迦密出版社。

林端容（2012）。藝術治療：心靈之旅。陞運文化有限公司。

林端容編輯（2012）。藝術治療畫展集。香港中文大學進修部。

林端容（2010）。藝術治療：跨文化個案實務精粹。命運厝文化有限公司。

林端容（2002）。特殊幼兒美術教學。五南出版社。

前　言

　　成功老化或活躍老化，都包含高齡者身、心與社會三個層面。台灣最近從「人口政策白皮書」到《高齡者福利法》等，其精神內涵均強調以保障高齡者基本生活無虞為先，透過提升健康及生活照顧品質，完備友善高齡生活環境，提升高齡者社會參與及強化家庭、社會支持等原則。從台灣高齡服務政策預防失智症、成功老化與樂齡學習目標，幫助不少專業服務的催生。成大老年所所長白明奇說，藝術可以應用在老人與失智者身上，具有誘發想像力、刺激認知、幫助溝通等功能，也可以緩解情緒，對於失智照護有具體幫助，這是未來老年社會發展的重要方向，也希望帶動政府和社會共同關注。

　　筆者經過多年高齡／失智症藝術治療的實務經驗，證實藝術創作能普遍受到長者接受與創造的價值：感覺快樂、建立自信、提升人際關係、創造力和對美感欣賞。例如粉彩畫、流彩畫、陶藝、後青春繪本、禪繞畫或是生命回顧等。隨著台灣社會多元創意的興起，各式各樣高齡活動也逐漸被開發與推廣，參與者能懷抱服務長者的樂活目標，讓長者本身、家屬、機構感覺溫暖與支持的正向氛圍的確令人感到鼓舞。這也證實了藝術活動在長照、日照中心與居家扮演積極陪伴的角色，也是延緩失智症和預防憂鬱症的良方。

　　高齡長者們面對一成不變的生活方式會感到無聊，肢體漸漸衰老時，也會越來越不想動，而照顧者也會覺得除了吃喝睡以外，推著長者到處逛逛也是很好的休閒時光，但若能用簡單藝術活動幫助長者繼續使用肢體官能，不但能維持身體健康，或能延緩、減輕因失智的症狀所造成的情緒障礙、認知混淆和行為的偏差，積極面也能改善、轉移與導正，因為藝術能提升心理性靈的層次，誠如筆者的信念：高齡者不但需要生理的照顧、心理安全感與被愛，同時也需要有尊嚴、有自信的完成此生任務。希望本書

藝術療癒創作活動能依據高齡者不同能力背景，由簡單到複雜、指導到半指導的方式，讓長者投入創作的過程發現能力和體驗創作的樂趣。藝術創作能幫助高齡者提升肢體大小肌肉、認知與專注力、美感與創作力和心理療癒的心理目標——由積極陪伴、傾聽、對話分享引發自我價值感和成就感。

　　藝術創作活動在高齡的確能預防失智症和改善情緒行為障礙，筆者在《高齡團體藝術治療——失智症預防與介入活動手冊》中提到療癒性的藝術創意活動，在乎創作的過程而非作品美醜，因而能達到身心理健康的目標。本書分成理論篇和實務篇理論，內容包含：高齡藝術與身心靈健康、高齡身心狀態與失智症、成功老化、藝術治療對高齡預防之功效、藝術空間與媒材、高齡團體活動和藝術帶領技巧與原則、藝術課程設計理論與評估方法；實務篇內容則精心設計50個單元藝術活動創作與設計。此外，筆者也非常感激各專業與社會人士的指教。

林端容

2021年5月24日

目　錄

實務篇

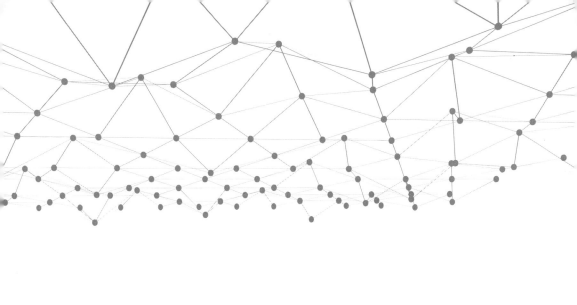

理論篇

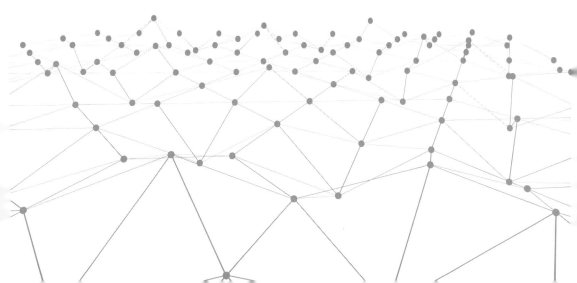

第一章

高齡藝術與身心靈健康

藝術是科學的基礎，也可以幫助長者走出孤獨。

「老天奪走了記憶，卻補償給阿嬤藝術。」

——白明奇．台灣成功大學神經學教授．熱蘭遮失智症協會理事長

通往內在的藝術

精神分析師榮格（C. G. Jung）認為，藝術存在於人的本能之中，是通往人內在潛意識的管道，透過藝術的象徵性表達，能洞察與通向內在超越語言的限制（Keyes, 1983）。人類早期的溝通形式已由象徵性（symbol）圖騰／像開始（Foks-Appelman, 2011）。例如：古埃及、中國象形文字、敦煌石窟壁畫與瑪雅原民之宗教與文化等，圖騰是人類歷史發源的與發展的軌跡，是人類感情、思想、身心靈的表達方式、與對宇宙中神的敬仰與崇拜的呈現。藝術表達形式，其實與生活中的食衣住行不可分割，例如：衣服、鞋子、車子、建築、家具，花器雕刻、飲食器皿、崇拜祭祀等。藝術對於人類的功能不僅是外在生活與溝通的方式，也是表達內心世界所思、所想、抒發、發洩淨化，甚至於是靈性昇華的途徑。

榮格（C. G. Jung）對於早期人類繪畫和文化的圖像本質提出原型（archetypes）概念，是通往未知的集體潛意識之途徑，能表現在最初畫畫中原始的感覺，能展現心理正負的二元對之立與和諧，即女性中的男性

特質——阿尼瑪斯（animus），和男性中女性特質的阿尼瑪（anima）。此可視爲陰柔與陽剛、善惡並存的特質，往往能在神話故事、童話、宗教與夢中呈現。例如羅密歐與茱麗葉、白雪公主與魔后等，這些故事往往代表內在的衝突。經過人類歷史不斷的演進，開始思考探討生命的本質，例如：爲何生？爲何死？生活目的是什麼？等。逐漸發現人格的核心，這是人類潛意識的本質。因此人類透過繪畫、音樂、舞蹈、戲劇等儀式來表達情緒和感受，如同榮格（C. G. Jung）指出每個人能透過心智與身體（mind-body）、與身體和自我（body-self）來接近與生俱來的原始智慧和身體，例如：聲音、姿勢、沉默、舉動、呼吸等。藝術能經過積極想像而感知、詮釋和分析那不可知的心靈（吳明富，2010）。

藝術與心智健康

　　藝術是人類的高級遊戲，在審美欣賞的內容與心智機制的內模仿下，能產生器官運動的感覺（黎玲等人，2004）。藝術對人的生心理具有正面的功能，也具有療癒功能（healing art），在英國、美國、歐洲等地，已證實藝術治療、音樂治療、舞蹈治療和戲劇治療等，例如：塗鴉代表情緒的發洩、曼陀羅表達內在的和諧。藝術教育在學校中能啟發學生的美感創意，對特殊教育需求學生而言，能幫助舒緩因發展障礙所造成情緒障礙、訓練手眼協調、大小肌肉、提升認知能力、改善情緒行爲障礙和增進社會人際關係與溝通表達能力等。高齡藝術可以包含治療性和教育性的雙重目標，前者能延緩失智、消除憂鬱症、轉移情緒和行爲固著性、自我啟發、建立自信心、五官與大腦的協調性、延伸生活內涵、提升藝術元素的生活品質。後者能持續樂齡學習新的事物和藝術技巧，持續投入藝術創作能提升心理正能量。藝術與大腦發展關係亦是非常密切，藝術課程豐富性能達到活絡感統復健的功能性（何妍儀，2019）。許多專家指出（秦秀蘭，

2014，頁16），大腦老化所面臨的生理挑戰，例如：大腦白質前額葉皮質區減少、類澱粉斑產生等大腦萎縮影響認知功能。但若參與新的學習、提升心管功能、全心投入心智性活動、認知訓練等，可以補償大腦結構和網路系統的認知功能。再者，透過各種社會互動等再學習，也能提升其情緒調適能力。身體智能越高，越能掌握身體、越健康，也越能忍受挫折，是身心合一或是心腦合一的概念。美勞創作能引導及啟發老人的創作力，與增強手、眼、腦的靈活運用（蔡佳瑜，2017）。

　　成大老年所所長白明奇說，藝術可以應用在老人與失智者身上，具有誘發想像力、刺激認知、幫助溝通等功能，也可以緩解情緒，對於失智照護有具體幫助，這是未來老年社會發展的重要方向，也希望帶動政府和社會共同關注。透過藝術創作發現對穩定病人情緒有正面功能，他曾治療一位八十幾歲的失智症阿嬤，不僅記憶力逐漸喪失，也有妄想、固執等精神行為，經常發脾氣，但家屬商討後，透過美術老師帶領阿嬤開始繪畫，不僅穩定了病況，甚至到了九十一歲時候還能開畫展，展現更多生命潛能，得到肯定與支持。其次國藝會於2018年啟動之「共融藝術專案」，鼓勵藝文團隊及創作者發展共融藝術、關注高齡相關議題，並支持為高齡者策劃之專業藝文展演活動及服務推廣計畫。內容包含提升高齡參與者美感經驗與情感交流，賦權並回饋至自我存在感，也能為照顧情境與氛圍帶來改變（財團法人天主教失智老人福利基金會，2019）。

藝術治療觀點對高齡者的療癒性功能

　　藝術用於精神領域早在千年前埃及人使用藝術協助精神病患已開始（何長珠、陳柏君，2012），當時是以病人眼光看待藝術的表現，以及Hill於大戰後對士兵的藝術介入（Waller, 2002）。接著藝術運用於教育與心智健康的優勢：19世紀末到20世紀初，藝術教育開始以兒童為中心，注

重自然與自發性畫畫。很多藝術治療師和美術老師受意識和潛意識關係之啟發（Dalley, 1987），開始注重創造與心智的成長（creative and mental growth; Lowenfeld, 1987）；1921年Simon針對各種肢體、意外創傷、腦傷和精神障礙推行之畫畫課程（王秀絨，2016）；1940-1965年Tatiana Manuilow於英國將藝術治療使用在精神醫院（Hogan, 2001）。藝術治療先驅代表人物，包括1930-1940年Hill、Kramer、Jung、Winnco、Freud、Klein等人，提倡藝術即治療、潛意識與夢的解析、自由聯想、無意識塗鴉、心理與藝術療育。這些藝術治療啟蒙者提出非病理的藝術表現，提倡人人都有藝術創作的潛能，藝術能幫助心智成長的理念。到了1953年美國藝術治療先驅Margaret Naumberg主張動力取向模式；1960-1970年表達性藝術治療開始興起（Malchiodi, 2011），和近代發展各種藝術治療理論基礎。

　　藝術治療是心理治療模式，美國藝術治療學會（American Art Therapy Association Website, 2021）提出藝術治療是融合性心智健康，由人本專業人士運用藝術創作和關係的過程，幫助個人、家庭與社區豐富生活品質與健康。台灣藝術治療學會定義：藝術治療是一種結合創造性藝術表達和心理治療的助人專業。藝術治療工作者提供一個安全而完善的空間，與案主建立互信的治療關係，案主在治療關係中，透過藝術媒材，從事視覺心象的創造性藝術表達，藉此心象表達，反映與統整個人的發展、能力、人格、興趣、意念、潛意識與內心的情感狀態。在治療關係中的表達經驗和作品呈現出來的回饋，具有發展（成長）、預防、診斷和治療功能。個人情感、問題、潛能與潛意識在治療關係中被發掘與體悟，進而得以在治療關係中加以解決與處理，幫助個案達致自我了解、調和情緒、改善社會技能、提升行為管理和問題解決的能力，促進自我轉變與成長、人格統整及潛能發展（TATA website, 2021）。Chae Joo Won（2017，p.80）研究藝術治療對社區精神疾病者來說，能幫助心智健康與社會融合。林端容（2018）指出，團體藝術治療則可以提升長者社會適應能力、提升自我與

對他人的交流與認知能力、消除退縮與克服憂鬱。團體活動能使長者之間產生互動的效果，也往往是當下創作中新、舊經驗的分享與交流。

表達性藝術治療

表達性藝術治療起源於個人中心創始人Carl Rogers之女Natalie Rogers（1993）。廣泛性定義包所有藝術的內涵；例如：音樂、戲劇、舞蹈、肢體動作、雕刻、繪畫沙遊、書寫和遊戲等，幫助當事人表達心中感受和自我啟發。理念包括：

- 所有人都有創造的能力。
- 創造的過程可以帶來轉化療癒，方式包括冥想、運動，藝術、音樂、寫作、沙遊。
- 個人成長是透過自我覺察、自我了解和領悟來達成的。
- 自我了解和領悟的達成，是來自深入探索我們的悲傷、憤怒、痛苦、恐懼、快樂、狂喜的心情。因此，情緒是一種能量資源，可以引導到藝術的管道抒發和轉換。
- 表達性藝術引導進入潛意識，可以幫助表達原本不知道的自我面向、提升自我了解和覺察。
- 我們的生命力（我們的核心或靈魂）和所有存在本質之間有一種聯繫。
- 當往內探索本質和整體，會發現和外在世界的聯繫，並發現內外本是合一的。
- 不同的藝術方式之間會相互聯繫，稱為創造性的聯繫（creative connection），當身體移動時，會影響我們的書寫和繪畫，當我們書寫和繪畫時，也會影響我們感受和思想（表達性藝術治療，Website, 2020）。

　　表達性藝術多運用於特殊兒童、少年或病友團體之成效探討，鮮少運用於社區照顧相關議題探究。多元表達藝術是種溝通媒介，提供人際關係的互動機會，進而影響行為與情緒；目標不在於解決某個問題，而是在於協助個體成長，以促成個體更多獨立和整合為目的。陳佩琪（2011）研究指出，表達性藝術活動對於社區老人的生活有其功能與價值。例如：台中市某日照機構以表達性藝術治療之理念為基礎，導入「戲劇治療五階段整合運用模型」，以印證多元表達藝術治療可運用於社區照顧並具有效性（林宜姵等人，2020）。美國戲劇治療師Renée Emunah博士1994年於 *Acting for Real: Drama Therapy Process, Technique, and Performance* 一書中提及的治療過程進行技巧概念運用，此經典著作由Renée Emunah博士的第一位華人學生陳凌軒於2006年翻譯為《從換幕到真實：戲劇治療的歷程、技巧與演出》一書出版，其所提出的五個階段分別為：戲劇性遊戲（dramatic play）、情景演出（scene work）、角色扮演（role play）、演出高峰（culminating）、戲劇性儀式（dramatic ritual）。「戲劇治療五階段整合運用模型」即參酌此五連續階段的結構，透過音樂、繪畫、遊戲、肢體律動、表演等，發展出五大課程主題，並於106年獲得地方主管機關推薦，通過衛生福利部「預防及延緩失能照護方案研發與人才培訓計畫」地方政府自審方案審查，運用團體工作方法，包含社區團體動力與劇場遊戲，達到預防及延緩失能照護之目的。

　　藝術治療在台灣長期照顧機構實施狀況是非常少見的一項治療項目，原因可能是藝術治療在台灣尚未全面被認知、接受與肯定。筆者在2014-2016年間以一長照機構執行義務藝術治療時發現，台灣失智症長者在適當的安排與方法下，對捏陶、畫畫和剪貼等藝術創作是有能力與興趣的（胡馨瞳，2020）。這些作品也能表達長者心理和感受，雖然語言功能較弱，但是往往能以簡單的語言表達（林端容，2018）。Yao等人（2019）在一項藝術治療對高齡憂鬱症研究中獲得正向結果證實：藝術治療能改善高齡健康伴隨的精神上之症狀。

高齡者的生命反思

　　高齡者面臨許多困境，如沮喪、孤獨、朋友親人伴侶離世的哀傷、改變與遷移、病痛、手術、記憶變差、孩子不來探訪、視聽覺變差、孩子長大變跋扈、經濟問題、難交朋友、身體改變較差（肥胖、過瘦與掉髮）、不能做以前想做的事、被忽視、退休生活適應困難、身分改變、無聊等死和疾病（Buchalter, 2011, p.14）。

　　梁翠梅（2009）指出，高齡者常見的人生議題包含生心理及靈性的需求：

　　1. 我這一生的意義為何？

　　2. 我這一生無任何遺憾？

　　3. 我這一生與他人的恩怨都已善了？

　　4. 我死後將往哪裡去？

　　5. 我死後將留給地球的是什麼？

　　6. 我死後將留給人們的是什麼？

　　7. 死後，我的習氣、價值觀以及作為，將把我帶向何處？

　　8. 當我死後，我會在何處醒來？

　　9. 我選擇重生還是輪迴？

　　10. 我到底有我還是無我？

　　11. 我到底常還是無常？

　　12. 天堂地獄是構念還是實體？

　　13. 我活在構念和語言的世界嗎？

　　14. 我如何為死亡做準備？

　　15. 我可有任何放不下的？

　　16. 我還想完成什麼？

　　17. 不能完成的我如何放下？

　　高齡者對人生並非是無感或無知，反而對這一生的反思更加深入，尤其是此生任務是否已經完成或是否有任何遺憾。筆者在護理之家與長者互

動時，引用懷舊歌曲——〈月亮代表我的心〉時，詢問看到月亮想到誰？許多都回答「孩子和老伴」；放〈愛拚才會贏〉時，詢問此生最大成就是什麼？大部分回答「照顧家庭」或是「職業上的成就感」；過年過節想如何度過？回答是「回家跟家人團聚」或是「在這裡（護理之家）」。可見高齡者對人生的議題往往與人的關係相連結，似乎也是定義這一生的價值與所完成的任務。至於死後的議題對保守的國人，在護理場域比較忌諱公開討論，覺得是觸霉頭讓長者不開心，其實這往往與個人宗教信仰有關，在適當的機會之下，還是可以稍微討論的。例如：運用社會新聞天災或住民離世等議題，長者會開始認真思考人生的無常，而討論未來想去的地方，基督徒會說回到天父那邊、佛教徒說去西方世界，或是有些尚未能討論的，其實與家人晚輩已經安排好未來的事。探討各種議題的最好效果，可以由團體動力自由表達，無須強迫，也不要批評比較或是提供意見。

高齡藝術治療之優點

　　長住機構的高齡者因身心需求，往往對工作人員產生依附感。因此，依附關係是介入高齡者心理的方式之一，與高齡者互動模式也漸漸發展為心理模式或心理動力模式，以提高情緒質量（秦秀蘭，2014）。藝術治療在銀髮族的服務領域，可以扮演積極預防、延緩老化與失智的功能，同時能滿足長者空虛、無助的心理。藝術治療對高齡者的優點，包括認知功能、身體大小肢體運動、手眼協調運動、心理抒發、情緒表達、對美感的欣賞、社會關係和安穩心靈等。McNiff（1992; 2004）提出，藝術創作過程即是心理治療的功能，主要關鍵是治療師能提供當事者一個自主、自由、安全、支持和保密關係的一種助人專業。長者藝術治療是以人為本，是治療師提供案主無條件的愛、積極傾聽關懷、不批評、同理心和保密原則（Rogers, 1961）。筆者在進行實務過程中發現，著重於長者可以做的能力，而非做不到的能力，能開啟長者投入活動和抒發情感的效果。

以下是根據文獻整理的優點（Malchiodi, 2011; Buchalter, 2011; 林端容，2016）：

1. 肢體與感官復健：藝術創作時能藉著剪紙、摺紙、貼紙、畫畫和揉麵團之壓、擠、打、拍、丟等，幫助大小肌肉關節運動，促進手眼協調活化腦部和提升專注力，甚至能轉移不自覺的發聲和失控的舉動。

2. 預防失智與老化：根據研究，藝術能幫助活化腦部功能──提升神經傳導元素之血清和血液流動（Renee, 2021），同時藉由觀賞藝術之視知覺和實際操作的動知覺，能帶動腦部神經感知細胞運作，促進活化腦神經功能。

3. 疏導失落與創傷情緒：積極的陪伴和傾聽，往往能幫助長者說出過去、現在和未來的生活經驗，分享喜、怒、哀、樂，能感受被溫暖的支持與接納，而將壓抑情緒宣洩出來，情緒上能獲得舒緩和轉變。

4. 心理支持、改變行為：高齡藝術創作不要求作品的美醜或是標準化，而是當作介入感情和想法的表達方式，能幫助長者看到正向的能力而非障礙，能提升自信心、易於溝通與討論問題解決方法。

5. 預防失智症加劇：藝術創作的顏色觀察、手動、觸摸和花草植物等，能刺激感官運動──包括視覺、聽覺、嗅覺、味覺、觸覺，且由於積極參與的動力，能啟動遲滯的心理和感官功能，對腦部、肢體復健與心靈啟發有很大益處。

6. 連結與人群的關係：長者透過個別關注與團體互動，能開啟自我省察和對人、事、物開始交集。由於團體互助合作、觀摩與分享，往往能提升團體歸屬感、走出孤單且能預防憂鬱症。

7. 幫助表達想法與情緒：在自由畫畫的時候，讓心情獲得安靜與自我統整。筆者運用報紙和雜誌的圖片、文字，讓長者閱讀或看圖、圈出喜歡的圖片，再剪下來貼在圖畫紙上，以完成心中希望的一張圖畫，能幫助表達心中夢想，例如：大大的飛機去想去的地方，心的方向與自由不受到障礙限制。

8.輔佐語言表達的不足：藝術創作能幫助失語症或是因中風無法說話的長者表達感覺和抒發心情，從藝術創作中畫出或是唱出想要的人、事、物和感受，是跨文化、語言、種族和不同身心障礙族群的溝通方式。

9.提升認知自我身分：藝術創作與自己內在的孩子相遇，能觸摸到內心的各種滋味與狀態，找到真正的自己非外界所控制。從畫畫的投射與反思，進一步澄清自我的價值觀、存在感，接納與認同自己和尊重每個人的獨特性。

10.提升悟性、身心靈養生：藝術的價值往往超越物質和外在的評價，透過尊重、支持、同理心與非批評的氛圍，能幫助個人提升靈性成長、克服外在環境壓力而達到昇華境界。對一位身心障礙者而言，藝術之畫畫、音樂、寫作或是戲劇，乃是靈魂的象徵。高齡者亦如是，例如：退休後開始畫畫成為畫家，或是立志成為音樂家。

11.滿足藝術創作的欲望：藝術潛力存在於每個人的心中，可以經由放鬆或聯想的遊戲方式，體驗顏色、線條、形狀之變化，或創作出心中感受與美感。高齡者亦有興趣投入藝術創作，若能提供機會讓高齡者不斷練習，則能滿足其對藝術的好奇心與欲望。

12.開發與發展創作潛力：持續的藝術創作能幫助個人體驗內在經驗，聯想過去的美學經驗，或能再次發揮與創造藝術創作，能讓想像力有表達的出口，使高齡者也能發揮創意，不受時空年齡限制。

13.增進積極樂觀的生活態度：不論團體的藝術創作或是個人化的創作方式，都能啟發個人對生活的反思，藉由藝術平臺提供人與人彼此溝通交流，分享和欣賞的一扇窗口，讓高齡者走出孤單和憂鬱。

14.對人生的回顧與抒發、或是感恩、缺陷可以提供再一次補償的機會：藝術也是心理治療的形式，能在創作與圖像中表達口語無法說出的深層感受，在支持關心陪伴與傾聽的氛圍之下，讓長者藉由藝術創作所產生的心情抒發出來，並說出心中願望，或能補償心理的缺憾。

15.心靈淨化、提升對宗教情懷以及心靈安穩：藝術若是超越外在評

論或物質領域時，能誠實將心理的感受表達出來，面對自己的情緒與心理，往往能幫助人超越侷限而獲得昇華。高齡藝術創作也能幫助長者轉移不安的情緒或是病痛，經由持續的陪伴之下，獲得情緒的支持。長者若能感覺平靜與安穩，則能進一步接納人生的過程，說出想去的未來世界，有宗教信仰者能安然面對，做好完滿與善終的準備。

16.自我成長再學習的動力：保持積極活到老、學到老，永不老的生活態度。

溫芯寧等人（2015）研究以藝術介入長照憂鬱症和提升長者自尊的成效，多元表達藝術治療的優勢需要循序漸進，且不同個案有不同程度的障礙與急迫性，例如：藝術治療著重於情緒抒發與改善人際，兩者之間有極高的關聯性，當長者情緒不穩時，往往也牽動人際溝通的阻礙，包含不高興時就不願意表達意願、憤怒時摔門、為了引起注意而產生怪聲、注意力不集中到處走動、多疑和認知偏差，以及不願意合作等引起住民不滿的問題。整體而言，這些優勢都能在長期的執行下，逐漸看到長者的轉變。例如：一位失語症的長者開始唱歌，並且願意練習用語言表達和加上肢體語言，經過一段時間能漸漸有具體語言功能，在他的心理上已經跨過障礙，願意嘗試與忘記自己的侷限，更可貴的是，他和藹可親的笑容和主動與人握手、說話的動機。筆者觀察這位長者會跟同組組員握手，並說自己住在幾樓、歡迎來坐坐等，也能用手指比出來，值得讚賞。

筆者在進行高齡藝術治療時，定義為：重視立即與當下團體動力及個人關懷的效果，而非心理分析為優先，這是考量長者不願意被當成心理分析主角的感受，或是無法太依賴本身所不足的認知與語言功能。強調正向互動時，能自然而然的讓其情緒轉移與問題解決。另外，也能發現長者被忽視的生活問題，透過討論進而消除情緒障礙。例如：筆者與一位不太願意互動的長者聊到她的衣服顏色時，讓她眼神一亮而啟動與我說話的動機，她說出心裡的擔憂，進而處理好她的情緒問題，這是敞開心胸的開始，因為她知道許多困難和事情比想像中的容易，且能化解危機。

第二章

高齡生心理症狀和成功老化

　　依據國際失智症協會（ADI）2019年全球失智症報告，估計全球有超過5千萬名失智者，到2050年預計將成長至1億5千2百萬人，相當於每三秒就有一人罹患失智症。目前失智症相關成本為每年一兆美元，且至2030年預計將增加一倍。衛生福利部於民國100年委託台灣失智症協會進行之失智症流行病學調查以及內政部108年12月底人口統計資料估算，台灣65歲以上老人共3,607,127人，其中輕微認知障礙（MCI）有654,971人，占18.16%；失智症有280,783人，占7.78%（包括極輕度失智症114,336人，占3.17%，輕度以上失智症有166,506人，占4.62%）（衛福部，2020）。也就是說，65歲以上的老人，每12人即有1位失智，而80歲以上的老人則每5人即有1位失智（台灣失智症協會網站，2020）。盧怡欣等人（2020）研究中說明，失智症患者的盛行率，隨著老年族群成長而倍增，且失智症患者中，70%合併有明顯的精神行為狀態（behavior and psychological symptoms of dementia, BPSD），此種現象是主要照顧者及家屬的壓力來源，不僅造成家屬的負擔，同時也造成醫療照護成本增加。根據行政院主計總處統計資料顯示，我國長期照顧之社區式服務以日間照顧為大宗（衛福部，2020）。108年底服務機構共有423家，服務個案數共10,018人，其中50歲以上失智者4,389人，占使用人數之42.8%。依社區式長期照顧服務機構設立標準之照服員配置規定，法定照顧人力相較於日常照顧活動帶領，照服員無法兼顧多位失智症老人，伴隨失智症問題行為的

出現，讓他們無法專注於機構活動中（胡馨瞳，2020），因此，具成效的活動導入勢必是一項重要課題。

年長者心理特質

高齡者面對晚期的人生，隨著生理日漸衰微而影響健康，也會伴隨許多情緒行為困擾，而負面情緒可能影響生活和人際關係品質。李宗派（2017）指出，高齡者面臨的心理變化，包含：失落感（sense of loss）、無用感（sense of useless）、自卑感（sense of self-pity）、疏離感（sense of alienation）、懷疑感（suspicion）、恐懼感（feeling of fear）、孤獨感（loneliness）、無助感（feeling of helplessness）、依賴感（feeling of dependency）與矛盾感（feeling of ambivalence）。更嚴重的情緒行為困擾，包含：悲傷與損失、危機、婚姻糾紛、性問題、面臨死亡、高齡者虐待、死亡心理過程之否認、憤怒、討價還價、憂鬱、失望和接受事實。因此，他提出幾個保健之道：營養均衡好吃好睡、每日運動、休息和活動安排、保持心情愉快、養成參與志工行列、適當休閒娛樂、好學精神、樂觀態度、獨立自主、注意儀容、保持容貌、人為善、自我控制情緒、有機會表現才藝、表揚善行、提倡孝行楷模、高齡者輔導與宗教信仰等。

失智症的定義

失智症（Dementia）＝ Deletion of Mental function

根據《心理疾病診斷統計手冊》第五版（*DSM-5*, 2013）內容，失智症的臨床診斷標準，包含多項知能功能缺損——記憶功能障礙至少有一項智能功能缺損，而明顯造成社交及職業功能下降或障礙，並非導因於其他精神、神經或全身性疾病，因此必須排除譫妄（delirium）。失智

症類型包含退化性如阿茲海默症（Alzheimer's disease）、路易體失智症（Dementia with Lewy bodies）、額顳葉型失智症（Fronto-temporal lobar dementia）、帕金森失智等（白明奇，2018）；血管性包括中風後血管性失智症（陳韋良、張耀文、高東煒，2017）。失智症類型合併其他疾病，包括：藥物影響、精神病態代謝異常、內分泌／電解質、甲狀腺功能營養失調、葉酸腦瘤／腦傷、神經系統感染、發炎腦病變等。

失智症身心症狀

失智症屬於多重性身心疾病，需要早期介入、早期治療，以免惡化。臨床診斷（白明奇，2018；梅陳玉蟬等，2006）包括：

1. 判斷力上的困難：如落入圈套或騙局、財務上不好的決定、買了對受禮者不合宜的禮物。

2. 對活動和嗜好的興趣降低。

3. 重複相同的問題、故事和陳述。

4. 在學習如何使用工具、設備和小器具上有困難。例如：電視、音響、冷氣機、洗衣機、熱水爐（器）、微波爐、遙控器。

5. 忘記正確的月分和年分。

6. 處理複雜的財務有困難。例如：個人或家庭的收支平衡、所得稅、繳費單。

7. 記住約會的時間有困難。

8. 有持續思考和記憶方面的問題。

衛福部雙和醫院（2021）提出失智症十大警訊：

1. 記憶力減退影響到生活。

2. 計劃事情或解決問題有困難。

3. 無法勝任原本熟悉的事務。

4. 對時間地點感到混淆。

5. 有困難理解視覺影像和空間之關係。

6. 言語表達或書寫出現困難。

7. 東西擺放錯亂且失去回頭尋找的能力。

8. 判斷力變差或減弱。

9. 從職場或社交活動中退出。

10.情緒和個性的改變。

失智症伴隨的心智功能障礙也包含憂鬱（Depression），假性失智症（pseudo-dementia）的老年憂鬱症患者可能同時有認知障礙，而與失智症症狀相似，如冷漠、不快樂、失眠、記憶障礙、注意力無法集中、智能下降、焦躁不安等症狀，同時也有較多的身體症狀與抱怨。老年憂鬱症可能是失智症的早期症狀，或將來罹患失智症的危險因子。國際失智症協會指出，失智症的起因分為遺傳性與非遺傳性，前者包括年齡、家族史、唐氏症候群、血脂蛋白基因第四型（ApoE4），後者包括中年高血壓、中年膽固醇上升、高半胱胺水平上升（Homocysteine，容易患上血栓症及心血管疾）、憂鬱症、肥胖、第二型糖尿病和腦外傷。

失智症之生心理症狀

心理問題包括：害怕與失落、悲傷、負疚感、孤獨、無助、憤怒、憂鬱症、自殺、阿氏失智症、妄想症、精神分裂症和焦慮等。謝等人（2008）提出老年人常具有不等程度的認知障礙，高齡者經常伴隨著行為與精神症狀，包括躁動（42%）、言語攻擊（41%）及不理人（39%）。總體而言，失智症的症狀、起因與身體改變涵蓋的是全面身心障礙，歸納如下（Wilks & Byers, 1997）：

症狀包括：健忘、重複語言、語言障礙、認知障礙、身體機能僵化、溝通障礙、情緒障礙、孤獨、焦慮和憂鬱等，進而造成人際關係障礙。身

體問題包括：神經系統變化、皮膚系統變化、心血管系統變化、骨骼肌肉系統變化、腸胃道系統變化、呼吸系統變化、內分泌系統變化、感覺系統變化等。

失智症與正常老化的區別

老化	1.可能突然忘記某事，但事後可以回想起來，或經提示記起 2.可回想起來，若做記憶測試，可能會無法完全記住測試中的物品
失智	1.對於自己說過的話、做過的事，完全忘記，即使回想也想不起來 2.無法記住記憶測試中的物品，甚至完全忘記自己做過測試

資料來源：屏基社區高齡照顧服務專區：區別失智與老化（2017）

　　因此失智症患者不單單需要藥物治療，也需要心理介入、提供情緒與人際互動的支持管道，以免病情惡化造成失智長者孤獨無助，或是情緒失控的負面發展。

成功老化

　　目前以高齡者為服務對象的單位，包括：樂齡大學、樂齡學習中心、社區老人教室、日托中心、日照中心、養護中心和護理之家等（秦秀蘭，2014）。成功老化或活躍老化，均同時涵蓋老年人身體、心理、社會三個面向（林正祥、劉士嘉，2013），正向老化（positive aging）包括健康老化（healthy aging）、強健老化（robust aging）、活躍／積極老化（active aging）、成功／滿足老化（successful aging）及生產創造的老化（productive aging）等。高齡生活要適當選擇適合自己的生活安排，可透過自我心理調整適應和個人行為改變的過程，考量生活體系、體制與外在自然及人文生態環境，經由教育、動機、健康相關活動、外援及介助等策略，利用一些代償方式（如行動不便者可以選擇參加不需經常出門的社交活動，並多利用電話、電子郵件聯絡朋友，對日常活動的知

阿茲海默症、血管性失智症、額顧葉失智症、路易體失智症的比較（衛福部，2017；白明奇2018）

類型 症狀	阿茲海默症	血管性失智症	額顧葉失智症	路易體失智症
認知範疇的缺損	以近期記憶力為早期的主要症狀	以注意力、執行功能	社交認知或語言功能為主	知覺一動作整合功能及注意意力（或意識起伏）
幻覺的出現與與特徵	在疾病早期幾乎沒有幻覺，但進到疾病中期或後期幻覺比例高（超過30%）。視幻覺的影像模糊、且維持短暫，有些個案有聽覺或嗅覺幻覺	幻覺出現與與腦部中風部位有關；整體而言，幻覺比例少於13%，有幻覺者認知功能較嚴重	整個過程少有幻覺（10%）	視幻覺與聽幻覺為主；疾病早期即有影像完整或整生動的視幻覺
妄想的出現與與特徵	早期不常見，中期十分常見（約60%），經常有被偷安想、忌妒安想、被害安想的後期安想，認安想、疾病的後期安想減少	安想出現與與腦部中風部位有關，比例上不高（<13%）	安想十分常見；而反覆刻板、強迫、儀式化固執行為或失去節制的行為常被誤以為有安想	疾病早期即有安想，且安想大部分與幻覺相關，尤其是Capgras症候群
失語症或語言缺損的出現與與特徵	早期及中期無明顯失語症，中期常見的語言功能是找字及命名問題，後期失語症才明顯	可能因中風或腦部損傷部位，在疾病早期就出現失語症；語言問題如發音流暢性、文法及音調問題，在疾病早期就十分常見	語言型的疾病，在一開始就有明顯的語言問題	疾病早期很少有語言問題（<5%），語言問題通常在疾病後期才出現
帕金森症狀的出現	疾病的後期才有一部分個案有帕金森症狀	可能因中風或腦部損傷部位，在疾病早期就出現帕金森氏症現象	早期及中期無帕金森症狀，但10-20%個案有動作障礙	疾病早期就有自發性帕金森症狀

阿茲海默症、血管性失智症、額顳葉失智症、路易體失智症的比較（衛福部，2017；白明奇2018）（續）

類型 症狀	阿茲海默症	血管性失智症	額顳葉失智症	路易體失智症
抗精神病藥物的使用	抗精神病藥物有效；但長期增加中風與死亡風險；高劑量抗精神病藥物要減藥時，須緩慢減藥，以免復發	儘量短期低劑量使用，對幻覺妄想可能有效	抗精神病藥物對激躁不安無實證支持	對所有抗精神病藥都十分敏感，容易產生帕金森氏症作用或抗精神病藥物惡性症候群，建議考慮使用極低劑量quetiapine，並緩慢加藥
乙醯膽鹼酶抑制劑的使用	有效；輕、中、重度可以用	部分個案有效	無效	有效
發病的快慢	發病十分緩慢	大部分在中風後三個月內逐漸發病	發病緩慢	發病緩慢
發病年齡	大多在70歲以後發病	中年到老年都可發病	平均60歲（常見於45-65歲）	50-83歲
病程依	5-12年	視腦損傷／惡化健康因素而定	2-10年	5-7年
占失智症的比例	60%	10-15%	<10%	10%

識要更深入研究，購買適當用具或善用適當的交通工具，以便儘量少依賴別人；必要時，援引善用生活介助相關之人、事、物等），以使自己生活及功能最適化，而非盲目從眾來達到成功老化的目標。成功老化三要素包含避免疾病（avoiding disease）、生活積極參與投注（engagement with life），和維持高度認知與身體功能（maintaining high cognitive and physical function）（李世代，2010，引用Baltes & Baltes, 1990; Rowe & Kahn, 1997, 1998）。林麗惠（2006）則將成功老化分為六個層面，包括：健康自主、經濟保障、家庭層面、社會及親友層面、學習層面、生活適應層面等（林麗惠，2006）。

　　依據國家發展委員會推計資料顯示，我國老年人口將進入高齡社會之列，自114起年可能超過20%，成為超高齡社會。這樣的人口發展趨勢，凸顯高齡者健康與社會照顧的重要性，除支持家庭照顧機制、高齡者經濟安全、友善高齡者居住與交通運輸的環境，及終身學習等新興議題之外，高齡者不但有身體健康的需求，同時也有追求提升心理和靈性健康的全人發展（holistic development）及健康促進（health promotion）的必要性，尤其是自我實現的生命理想。Erickson（1980）提出的社會發展論中指出，50歲以後的發展與危機，是自我統整與悲觀和絕望互相對照，順利者隨心所欲、安享餘年，反之障礙者則悔恨過去。保持健康是每個人追求的生活目標，規劃退休生活且讓「活到老學到老」的思想觀念落實於具體行動，能延緩失智並積極創造成功老化的意義。

　　世界衛生組織於西元2002年提出「活力老化」核心價值，認為欲使老化成為正面經驗，必須讓健康、參與及安全達到最適化狀態，才能提升老年生活品質。西元2012年世界衛生日更以「高齡化與健康」（Ageing and Health）為主題，認為保持健康才會長壽（Good health adds life to years）（衛福部，2015）。台灣最近從「人口政策白皮書」到《高齡者福利法》等，其精神內涵均強調以保障高齡者基本生活無虞為先，但亦有健全社會安全網，透過提升健康及生活照顧品質，完備友善高齡生活環境，提升高

齡者社會參與、強化家庭及社會支持等原則（衛福部，2015）。如：86至96年推動「加強高齡者安養服務方案」，91至96年推動「照顧服務福利及產業發展方案」，主要成果為擴大居家服務對象，提升專業照顧知能；97年起推動「長期照顧十年計畫」，整備照顧資源量能，且由於提前達標，104年提出改良版的「長照服務量能提升計畫」加以改善，並做後續建構長照保險的轉銜。102年正式通過「長期照護服務網計畫」，建立長期照顧體系；並在持續五年的努力下，推動《長期照顧服務法》立法完成。我國的高齡人口中，有超過八成並非失能，而是健康、亞健康者，因此需要特別關注於滿足渠等多元需求，行政院於98年9月7日核定「友善關懷老人服務方案」第1期計畫，以「活力老化」、「友善老人」、「世代融合」三大核心理念，整合各單位資源，積極推動各項策略，建立悅齡親老社會；又於102年12月9日核定第2期計畫，參考聯合國千禧年目標「活力老化」模式，以「健康老化」、「活力老化」、「在地老化」、「智慧老化」及「樂學老化」為五大目標（衛福部，2015）， 並於101年業已達成全部縣市均簽署高齡友善城市公約，成為全球推動高齡友善城市密度最高的國家。

蕭玉芬（2017）指出，高齡者參與活動能帶來許多效益，例如：提升歸屬感與附屬感、疏導情緒和整合人生、生活的滿足感、學習新的人際關係、掌握社區資源和資訊、奉獻餘力。高齡者參與休閒的因素，包括：健康狀況、經濟能力、教育水準、年齡、性別、距離、人數和質性等。

第三章

高齡藝術創作活動帶領技巧、原則與角色

　　高齡者面臨生心理逐漸退化，進而影響身心功能，例如：智力、記憶力、反應力、適應能力、抗壓力以及自我調整等能力，難免感到力不從心；或是遇到困難時容易放棄與退縮，甚至於感到沮喪。許多研究證明，大腦老化過程的生理特質包括：同時激活左右腦、大腦細胞特化不足、前額葉必須補足顳葉的記憶功能、神經網絡逐漸缺乏彈性，以及腦前額葉的中央控制功能、專注力不足等（秦秀蘭2014，頁14）。藝術能幫助活化腦部功能，提升神經傳導元素之血清和血液流動（Renee, 2021），同時由觀賞藝術之視知覺和實際操作的動知覺，帶動腦部神經感知細胞運作，促進活化腦神經功能（Malchiodi, 2011）。進行高齡藝術創作時，必須考慮個別狀況，以人本中心（person-centred）為原則，與團體活動（group activity and group dynamic）能提供彼此互動經驗與學習社會技巧。

高齡團體工作

　　團體活動是身歷其境的過程，能反思而產生意識感與身體動作的體驗學習。長照機構裡，不論是長期臥床、身心障礙或是行動不便者，都有參與活動的權利（秦秀蘭，2014）。蔡佳瑜（2018）建議，由於長者團體的目標通常較窄，活動進度較緩慢，因此活動內容應該考慮長者們的生活習慣及喜好，團體的規模人數不宜過多，應安排協助工作者。

長者團體工作的特性（游麗裡等人，2015）

1. 老人團體的目標需要清楚、結構化及正向敘述的呈現方式。

2. 處理老人常見的特殊問題，如失落、寂寞與社交疏離、貧困與被拒絕感，尋求生命意義、依賴、無能或無助的死亡恐懼等心理議題。

3. 設計團體可聚焦於失落之處理，增進身心健康等多元活動。

4. 懷舊、生命回顧及家族治療性的團體都能符應老人特殊需求。

參與成員的特性（游麗裡等人，2015）

1. 原住民、閩南人、外省等。

2. 地方特色：農村、都市是指依據所在地的特色，評估可以發展的活動類型，例如：以客家文化聞名，就可結合地方文化特色。

3. 高齡者的生、心理特性：像是高齡者生理上退化的程度，眼睛視力的退化、手部靈活度的降低等。

4. 其他，如：性別比例、教育程度、社經地位等。

老人團體工作的人力（游麗裡等人，2015）

1. 支持人力的安排。

2. 活動設計者、帶領者、協同帶領者。

3. 志工。

4. 設計活動及帶領。

5. 配合帶領者，協助高齡者及照顧高齡者。

陳美蘭等人（2015）建議高齡活動帶領之原則，包含：滿足需求、發揮潛能、尊重個體、促進成長和生活平衡。秦秀蘭（2014）指出，團體式機構的高齡活動包括：常見的慰勞型，例如：各宗教或慈善團體定期到

社區機構進行表演、演奏或是陪伴，以帶來歡樂氣氛。其次是遊戲型，例如：由實習生、社工人員或是照顧者進行帶動唱、玩大風吹、接力賽等，讓長者覺得回歸像小孩，放鬆心情和活動筋骨，也帶來樂趣。功能型活動趨向學習與療癒目的，例如：認知活動之下圍棋、玩橋牌、芳療按摩、音樂療法、藝術治療、園藝治療和律動等。本書高齡藝術創作可屬於功能型與遊戲相結合，因為藝術也可以用遊戲的心情帶入創作，不至於像教學或上課的嚴肅氣氛。

莊秀美（2003）建議帶領高齡活動需要考慮以下幾個因素：個別需求、機構和社區文化背景，同時也要了解機構的發展、經營理念、管理與目標、人力、空間、經費、興趣與認知等差異，並非都能接受一樣的想法與做法。例如：以生理照顧、安全、舒適為主的長照機構，引進體能、音樂與藝術等輔療不是最重要的項目，都是可以理解和被尊重的。因此，推廣藝術創作必須事前了解與溝通，而非強迫推銷。對個人而言也是一樣，不能用一成不變的方式要求，機構和個別長者都需要依自己能力興趣，決定出對自己最好的選擇，才能讓活動順利進行。

帶領高齡活動要領

邢雅萍（2021）建議帶領高齡活動的要領包括：安全第一、公平參與的機會、自願原則、提供表達想法的管道、給予尊重、活動前說明、語言類別、音量、速度、口語化、帶領者的肢體動作、失能避免標籤化、避免關愛的注意力過度集中。林義盛等人（2017）建議，帶領高齡活動需要以尊重、接納、溫暖、鼓勵、支持、邀請、微笑、陪伴等信念。

運用原則包括：

1. 舒適且熟悉的環境設備。

2. 安全。

3. 尊重自主意願。

4. 尊重個別差異。

5. 同理心回應。

6. 強化人際互動。

7. 促進感情關懷。

8. 操作性與參與性。

9. 生活化的共同經驗。

10.社區經驗互相交流。

破冰技巧與活動流程

破冰活動應具備的因素（施紅朱，民104）如下：

1. 符合小組的需求與興趣。

2. 重視過程多於結果。

3. 鼓勵參與與分享。

4. 使參與者感到被接受及公平對待。

5. 令人覺得有趣與富挑戰性。

6. 沒有對錯方法。

7. 一定要有趣（fun）。

過程中注意事項（游麗裡等人，2015）

1. 建立關係

＊彰顯自身專業內涵維持信賴感。

＊進一步促進成員互動。

2. 觀察或詢問成員的狀況

＊足夠靈敏度，隨時觀察成員變化。

＊ 視情況調整活動內容，不斷修正。

3. 適度的休息

　　＊ 依據成員身體狀況，調整活動長短及強度。

　　＊ 分組或個別競賽，可適時休息。

4. 尊重高齡者意願

　　＊ 活動前告知活動目的及流程，增強參與意願。

　　＊ 給予充分時間反應及活動，避免做不到而感到挫敗。

　　＊ 適時給予協助、鼓勵及讚許。

5. 提供安全的感受及環境

　　＊ 體能較差者坐在帶領者近處。

　　＊ 座位安排感到安心。

　　＊ 注意動線安排。

　　＊ 高齡者輔具或習慣帶的物品放置身邊，才會有安全感。

　　＊ 有可能走失。

　　＊ 使用器材是否造成傷害。

6. 注意多樣化與樂趣化

　　＊ 如十巧功，搭配不同歌曲或音樂。

7. 完整的運作過程

　　＊ 不要因為活動過程遭遇阻礙而半途喊停，這樣會增加參與者疑
　　　 慮。

8. 緊急事件的處理

　　＊ 熟悉高齡者活動可能發生的緊急事件及處理流程。

　　＊ 經常性演練。

9. 記下個別高齡者特殊狀況。

帶領者的角色

　　高齡者生心理伴隨許多不同程度的退化情形，因此，帶領活動者需要顧慮長者的感受和能力。筆者認為，帶領者需要具備以下幾個特質：

　　1. 關懷的熱忱與同理心：對長者產生主動積極關心，願意陪伴和耐心傾聽，並能體會長者的心情與情緒，讓長者產生溫暖與被接納的感覺。

　　2. 信任關係：帶領任何活動最重要的是，建立正向關係的信任感，能尊敬長者的不同想法、看法、做法、接納個別差異、使用溫和與友善的態度與長者互動，建立正向關係，讓長者感覺參加活動的樂趣。

　　3. 舉止言行誠實且穩重：說話不要太快或太急躁，若是重聽長者，可以在其優勢耳邊說話，說話方式無須把長者當孩子般故作哄騙或是利誘。

　　4. 不批評比較、不歧視長者的退化，或是不自覺地喃喃自語等無法自我控制的行為。

　　5. 重複練習和接受不完美：長者若對藝術創作較不熟悉，可以提供多次重複練習的機會，藝術創作的過程比作品還要重要。所以對於做得不完美的作品無須太過在意，而要肯定其願意投入創作的動機和培養興趣，能在活動中感受樂趣，進一步獲得自我啟發與成長。

　　6. 安撫的技巧：若是長者情緒不穩，不要與長者起爭執或是強迫他們做不願意做的事，先了解狀況以助穩定情緒。可藉由散步、唱歌等轉移其不安或是固著行為，亦可提供安靜的空間讓其休息。

　　7. 保密：長者身心狀況只跟相關的主管、社工、家屬、專業人員等互相討論分享訊息，以長者的利益為出發點。其個別資料都是需要被保護的，不任意對外透露訊息，或成為商業行為的內容。若是以研究或學術等為目的，一定要先經過當事人書面同意簽名，顧及倫理守則，盡量以假名取代真名，以保障當事人隱私。

　　8. 樂觀與正向的信念：對待長者能多以肯定語氣交流，尤其對其小

小進步的舉動，都值得重視。口語上能說出他做到的事情，例如：開始唱歌和願意畫畫，可以表達關注和鼓勵長者繼續參加。

　　9. 專業能力：帶領者要具備專業能力，例如：規劃課程、高齡心理學、準備材料和引導技巧等基本能力的具備。同時也需要持續不斷學習與進修，提升個人知識技巧，亦能多多參與專業與跨專業領域的研習會，讓思想觀念不斷調整更新，以提升個人素質和服務品質。

　　10.溝通協調能力：帶領者需要在團隊裡扮演積極溝通與協調的角色，能執行事前討論、事中運作和觀察及事後檢討。團隊合作和默契往往能提升工作成就感、向心力與滿足感，長者也能感受到帶領者服務的熱忱，提升活動效果。

　　11.開放的心胸：每個人意見不同是正常的事，須能開放心胸分享感受和想法，勿批評比較。討論內容能以長者需求、機構現況和事件的輕重緩急等做為考量，以達成服務一致的目標。

活動帶領者注意事項（游麗裡等人，2015）

　　1. 廢話勿太多：高齡者注意力時間短。
　　2. 穿著要整齊。
　　3. 少使用專業術語：採用高齡者生活經驗熟悉的語言及用詞。
　　4. 帶領者須可以負荷：若有困難，馬上請求協助，以免冷場。
　　5. 態度輕鬆而穩重。
　　6. 面帶笑容：豐富表情。

帶動活動技巧（游麗裡等人，2015）

　　1. 解說活動：活動內容、理由及結果。
　　2. 做的比說的好懂：具體示範。

3. 邀請成員參加：詢問「你要不要試試看？」對於拒絕者進一步了解原因。

4. 果斷的裁判：高齡者重視公平性，針對體弱者要放水，必須事先聲明。

5. 善用手勢：動作及手勢盡量誇大一點。

6. 注意眼神走位：關注所有成員，不可遺漏任何一位，特別是沉默者。

7. 移位與身體姿勢不宜太遠，要能隨時移位。

8. 使用簡單易懂的活動規則，運用簡單口訣。

9. 抓兩邊帶中間，特別關照表達力最強及最沉默的。

10.臨場反應與回饋：播放音樂器壞掉，以自己清唱方式代替。

11.多說「我們」，少說「我」。

12.多用謝謝和讚許。

13.適當的音量及好的音色。

14.音量盡量大聲，詢問長輩音量的接受度。

15.備用小抄。

16.應由事先安排（椿腳）協同帶動者，以防自己無法獨撐大局。

依據筆者帶領高齡者表達藝術治療的經驗，破冰是活動成功與否的重要元素，可以歸納以下幾點：

1. 介紹活動並邀請長者參加，可以鼓勵但不要強迫。

2. 帶領人自我介紹，語氣柔和面帶微笑，面對面與長者互相打招呼，說出長者名字或稱謂，可以拉近彼此的距離。

3. 營造輕快的氣氛，可以先播放輕鬆的音樂，再帶長者進入事前安排的環境。

4. 跟長者寒暄問候、暖身活動、運動、遊戲、唱歌等。

5. 帶入主題性活動：如認知活動與藝術創作，能與生活經驗相關，或是配合節慶的活動。

6. 分享體驗與欣賞作品，盡量肯定與讚美，而非比較或批評。

7. 預告下次活動、時間、地點和主題。

第四章

高齡藝術創作媒材與空間

藝術創作媒材

　　藝術媒材是創作者進入內心世界的通道，作品是創作者精神狀態的投射與思考歷程之非語言紀錄。作品可以是抽象、象徵、軌跡、記號、顏色、線條、形狀、質感、空間等投射自己的內在，透過媒材引發視覺、聽覺、嗅覺、觸覺刺激，獲得能量與掌控感，可促進生心理整合。藝術形式非常多樣，例如：線畫、繪畫、雕塑、摺紙、攝影、木工、陶藝、拼布等（吳明富等人，2016）。

　　一般藝術創作媒材種類如下（吳明富等人，2016）：

　　1. 線畫：原子筆、鉛筆、色鉛筆、彩色筆、蠟筆（粉蠟筆、水性蠟筆、油蠟筆、塑膠蠟筆、螢光蠟筆）、軟式或硬式粉彩條、炭筆、簽字筆、麥克筆等。

　　2. 繪畫：水彩、廣告顏料、壓克力顏料、玻璃彩繪筆、彩色墨水、水墨顏料、陶藝釉料、油畫顏料、指膏畫、布料染劑、油漆、彩色噴漆、浮水印、版畫顏料等。

　　3. 塑形或雕塑：陶土、彩色黏土、紙黏土、麵包土、樹脂土、油土、軟陶、輕質土、麵團、石膏、軟蠟石膏、緞帶、橡膠、刻印等。

　　4. 手工藝：緞帶、包裝紙、皺紋紙、布料、不織布、毛線、針、不同材質的線、鈕扣、木棒、木塊、木片、木條、冰棒棍、金屬板、珠子、羽毛、金粉料、亮片、金蔥膠、毛根、馬賽克、磁磚、蠟燭、保麗龍球、

鐵絲、羊毛氈、沙畫等。

　　5.回收和自然物：報紙、雜誌、廣告傳單、紙盒、紙箱、紙板、鐵盒、紗窗、水果包裝、投影片、保麗龍盒、瓶瓶罐罐、大自然之葉子、花草、貝殼、石頭、果實等。

　　6.紙類和畫布：圖畫紙、色紙、光紙、牛皮紙、宣紙、水彩紙、雲彩紙、金箔紙、瓦楞紙、麻將紙、壁報紙、影印紙、砂紙、西卡紙、珍珠板、名片、投影片等。

　　7.創作工具：剪刀、造型剪刀、打洞器、美工刀、雕刻刀、透明膠水、白膠、保麗龍膠、口紅膠、布料膠、噴膠、紙膠帶、雙面膠、彩色膠帶、糨糊、橡皮擦、立可白、水彩筆、油畫筆、色盤、毛筆、海棉刷等。

　　高齡藝術創作媒材依據目的可以區分如下：

　　＊感覺刺激媒材：麵團、陶土、泥土、超輕土、各種豆子、水、各種不同布料、大自然、葉子、樹枝、花草、果實、泥土等。

　　＊立體塑造媒材：大小箱子、瓶瓶罐罐、木板、各種模型、燈籠、臉譜、紙袋、膠帶、石頭等。

　　＊情緒抒發媒材：各種大小粗細的水彩筆、蠟筆、軟性粉彩筆、廣告顏料、亮粉、沙箱、彩色／墨水畫、陶土、報紙等。

　　＊自我控制材料：鉛筆、剪刀、橡皮擦、陶土、針線、鈕扣、白膠、亮片、油畫、豆子等。

　　＊主題材料：燈籠、流彩畫、油畫、畫架、素描本、炭筆、粽葉、米、麵粉、糖、鹽、沙拉油、食用色素、食用香料、客家拼布、原住民木雕刻與繪畫等。

　　＊大自然媒材：葉片、花、樹枝、泥土、雲、風聲、流水聲、鳥聲、大草原、海、山林、觀察昆蟲、動物、海生動物等。

高齡藝術創作空間與安排

進行高齡藝術創作和活動可以考慮以下幾個要點：

1. 安全的環境與設備：安全是首要考量，必須注意出入口順暢、地上乾淨沒有堆疊雜物、桌椅大小高低適合、能移動是最理想的、沒有尖銳危險物、工具不能使用鐵釘、鐵鎚、針等危險物品。

2. 無毒媒材：必須經過安全檢驗無毒，勿用化學刺激物質，以免長者誤食造成危險。

3. 美術材料：美術材料很多，例如：畫筆、圖畫紙、剪刀、口紅膠，所有使用器具都需符合長者能力與需求。長者手眼協調功能較弱，需要大筆和大張紙，若因中風關係造成不便即需要協助，例如：紙張能固定在桌上，顏料放置在優勢手的一側，使用剪刀時，可以幫他固定紙的位置和預先打開筆蓋等。

4. 成員安排：人與人之間的關係也很重要，長者間往往會產生彼此不和之事，可以暫時分開，不要造成衝突場面，等彼此心情平復，再私下協調和解。

5. 空間大小：需要考慮參加人數、團體個別、長者是否坐輪椅或有特別需求，例如：有需要氧氣機等，空間都應符合舒適原則，不能太擠或是太大。太擠造成活動受阻，太大之空曠感容易分心或聽不清楚等，兩者皆會影響藝術創作或團體活動的成效。

6. 通風與光線：充足的自然光和通風，往往對健康有幫助。要注意長者身體抵抗力較差，對於風或是冷氣的強弱，適時調整和穿脫外套。另有些長者不能直接注視光線，也需要安排背光的位置。

7. 人力資源：足夠的人力能增加互動機會，依據參加人數可以安排助理和志工協助活動進行，提升活動效率，但須事前溝通與討論需要協助的內容，以免分配不均或幫倒忙。

8. 其他設備：包括：休息區、投影機、螢幕、洗手台、廁所、麥克

風、CD播放器、書籍、物資儲藏等，所有材料放置在活動室的櫃子裡，便於隨時拿取，完成的作品也需要保存一段時間再發還。若把創作的作品貼在牆上或是擺放在看的見得地方欣賞，也是值得鼓勵。

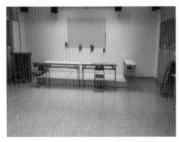　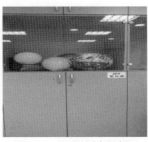　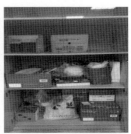

圖一　空間大小地面乾淨　　圖二　半開放儲藏櫃　　圖三　物資儲藏櫃

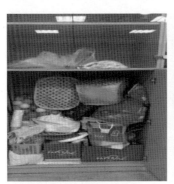　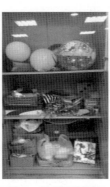　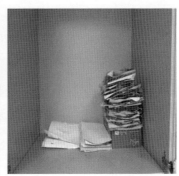

圖四　物資儲藏櫃　　圖五　物資儲藏櫃　　圖六　作品儲藏櫃

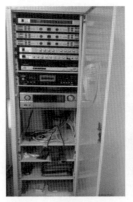　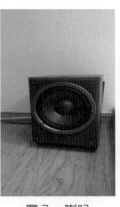　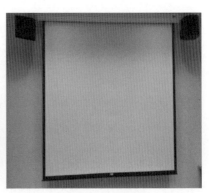

圖七　音響設備　　圖八　喇叭　　圖九　投影機

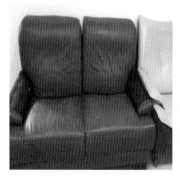

圖十　休息區沙發

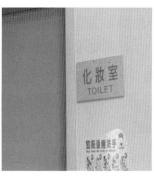

圖十一　化妝室

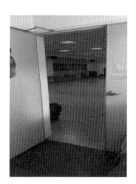

圖十二　門口

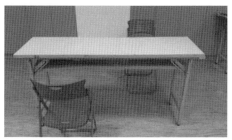

圖十三　移動式桌椅

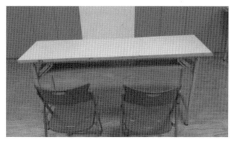

圖十四　移動式桌椅

第五章

高齡藝術課程設計原則、目標與評估

對未曾學過美術或是受教育的長者而言，藝術創作是一件非常陌生的事，有些長者未曾拿過畫筆、水彩筆、蠟筆、彩色筆或是使用過口紅膠，可能連口紅膠如何使用都需要指引，使用剪刀剪紙時，也需要觀察動作是否正確和安全。長者可能常會說「不會畫」、「不知道怎麼畫」、「畫什麼？」然後等待協助。筆者進行藝術治療的確體驗過不同族群——幼兒、兒童、青少年、成人，乃至於高齡健康、亞健康、輕度、中度和重度失智者，或伴隨憂鬱症或其他症狀的長者，不論個別與團體藝術創作，方法和過程的確需要根據不同族群的能力、興趣等因素，來準備媒材、空間、設計運用方法與制定目標。例如：在藝術治療中發洩情緒的撕紙活動可能是許多長者無法接受的，因為他們覺得這是一種浪費報紙、製造髒亂、粗俗動作或是破壞報紙的負面行為而排斥，正如一位長者會說：「亂七八糟，給我剪刀用剪的。」所以這也與個性、生活背景不同有關，需要注意個別差異和需求而調整方法。

高齡活動方案功能

游麗裡等人（2015）建議，長者活動方案功能包含：

生理方面之功能

1. 活化筋骨，保持體力。

2. 促進心肺功能，增進身體健康。

3. 刺激腦部，避免退化。

4. 對於退化中的生活機能予以刺激，有復健功能。

心理方面之功能

1. 增加自信心。

2. 在活動中得到成就感。

3. 抒發情感，調解生活。

社會方面之功能

1. 結交朋友，互相支持。

2. 增加社會參與，不再孤獨寂寞。

生活適應方面

1. 培養興趣，怡情養性。

2. 充實生活，增進生命價值。

3. 排解時間，以免鑽牛角尖。

4. 調解身心，讓生活更加愉悅。

活動設計的原則（游麗裡等人，2015）

1. 為老人設計活動主要著重於其能力，而非其殘障的狀況。

2. 須尊重老人的興趣，以達到寓教於樂的效果。

3. 考量老人身體功能的限制及活動能力，設計適當的治療性活動。

4. 活動是要有意義的。

5. 規劃完整且全面性的活動內容。

6. 彈性原則。

7. 漸進性原則、多數原則。

8. 安全第一原則。

9. 創新與重複原則。

10.均衡原則。

11.活動評估。

12.運用志願服務人力。

高齡活動設計步驟

蕭玉芬（2017）研究高齡活動設計時，建議以下幾個步驟：

1. 準備：事先評估對長者有利的環境和需求，前者包括社會趨勢、生心理狀態、已有的活動類型與主題。後者是對象評估、資金、活動目的和可代替方案。

2. 執行：包括設計活動與執行活動。

3. 評估：包括質與量化的呈現，依據活動類別、主題、目的、過程之分析與評量，以作為維持、加強、延伸或改善之依據。

高齡藝術創作的背景差異甚大，往往須思索怎樣兼顧長者自主性創作的療癒目的、因缺乏經驗可能產生的沮喪，或是沒興趣的平衡點進行規劃。筆者認為，進行高齡藝術創作與幼兒不大相同，長者累積幾十年的人生經驗，有些長者會比較有主觀性，或是固著性較高，因而抗拒課程，例如：因為長期在機構的關係變得不想動。幼兒則是成長的黃金敏感期，喜歡嘗試探索發現新事物等。高齡藝術課程內容必須簡單且結合生活經驗，以有趣和容易操作為主，進一步逐漸延伸主題、媒材和方法。因此，設計課程往往需要課前討論、課中觀察和課後評估，依據經驗調整下一次課程，做更適當地安排。當長者認知混淆有困擾時很難理解創作，或是不知如何嘗試時，完美的教案也會無法達到目標，因此，筆者認為應該把長者擺在前面（案主中心）而非教案（指導者為先）。

高齡藝術課程設計目標與原則

高齡者藝術創作能提供重複練習的機會，以幫助長者熟悉與運用媒材

和聯想，經過多次練習能加深經驗，可以提取內在反思能力、熟悉技巧、媒材的使用，以及與進一步建立自信和啟發創意。因此，也需要足夠的時間讓長者練習和發揮。本高齡藝術課程設計的主要目標包含以下幾項：

1. 了解藝術創作對高齡者身心靈健康的重要。
2. 認識各種不同藝術媒材與情緒感受表達之關係。
3. 學習高齡藝術創作美感啟發和創造力。
4. 能設計與執行高齡藝術創作活動與評估方法。

游麗裡等人（2015）指出，活動設計原則應該要有全面性的規劃內容，因時、因地彈性修正、漸進學習，考量體力、安全、經費來源，創新教案、活動評估以改善缺失，運用動靜交替和志工人力資源。蕭玉芬（2017）提出高齡活動的架構，包含相互連結的計畫（plan or project），計畫又包括一組不同的活動（activity）。運作過程需要考慮場地、團體規模、團體規則、團體開放性、時間、設備、人力、成本、行銷以及活動評估。林惠玉（2016）指出，高齡者是透過運動維持或增強其獨立日常生活的能力，以及功能性機能，且有個別差異。故設計高齡活動時，應考慮安全、有效、容易操作和適合高齡者。安全上必須注意環境設施、課程輔具、個別化需求，以達到身體與活動之效益。活動設計的策略，包含：運用能力訓練、加強人際交往、加強學習與認知、提供專業人力進行方案規劃實施（林義盛等人，2017）。

表達藝術治療活動設計範例

一般而言，藝術創作課程也需要事前討論、規劃、設計與安排。課程教案必須包含主題、目標、準備材料、空間安排、人數、時間和評估等內容。筆者帶領藝術創作活動考慮高齡者的生心理狀態，依據破冰和帶領技巧循序漸進，由簡入繁，不求快或追求個人成就感。課程安排要注意長者

體力、專注力、如廁、休息和喝水等需求，課間應該安排10-20分鐘休息時間。以下是課程設計和成效評估範例。

「活動教案計畫」範例一

活動設計者	林端容				
活動主題	多元表達藝術治療				
活動日期	9/10				
活動時間	每週四下午1:30-3:00				
活動地點	社區失智服務據點、日照中心、護理之家等				
活動目的	1.運動：使用柔軟緩慢或快速質感不同的球體，體會速度與身體動作機能的連結，使用手腳眼等肢體運動，以提升專注力，抒發情緒和建立互動與歸屬感關係 2.音樂：聽聽唱唱表達對歌曲的感受和心情，能自己哼唱幾句自我欣賞和欣賞別人。不想唱的長者可以欣賞和慢慢適應與參與 3.美術創作：搓湯圓做水餃元寶，是長者最熟悉、最本土的手工創作，能引發對節慶的經驗與感受，提升對自我、家人、親友關係的再經驗和生活經驗的反思				
預計參與人數	10-20人				
使用器材／材料準備	編號	項目	數量	單位	備註
	1	筆電WIFI	1	台	
	2	麥克風	2	支	
	3	音響	1	台	
	4	麵團	15	包	每人一包
	5	超輕土	15	包	每人一包，可以選擇喜歡顏色
	6	圖畫紙	15	張	每人一張
	7	彩色筆	15	盒	每人一盒

「活動教案計畫」範例一（續）

	時間	活動內容	活動說明
活動內容與流程	1:30-2:00	運動遊戲：用扇子拍氣球、接和丟沙灘球	團體一起打球
	2:00-2:30	聽唱和跳舞：懷舊老歌和音樂欣賞（天黑黑、雨夜花、白鷺鷥和自由選歌）	團體欣賞樂曲、自由發表感受與表達
	2:30-3:00	1.超輕土 2.彩色筆畫畫和寫字	練習小肌肉運動引發創意
注意事項	1.請準備每人一把扇子 2.注意長者體力、專注力、如廁和喝水等需求，容許個別休息		

「活動教案計畫」範例二

活動設計者	林端容
活動主題	多元表達藝術治療
活動日期	10/8
活動時間	每週四下午1:30-3:00
活動地點	社區失智服務據點、日照中心、護理之家等
活動目的	1.運動：複習上週運動練習，使用柔軟緩慢或快速質感不同的球體，體會速度與身體動作機能的連結，使用手腳眼等肢體運動，以提升專注力，抒發情緒和建立互動與歸屬感關係 2.音樂：複習上週台語老歌，聽聽唱唱表達對歌曲的感受和心情，能自己哼唱幾句自我欣賞和欣賞別人。不想唱的長者可以欣賞和慢慢適應與參與 3.美術創作：欣賞閱讀報章雜誌，挑選自己喜歡的圖片，啟發生活經驗與創作靈感
預計參與人數	10-20人

「活動教案計畫」範例二（續）

	編號	項目	數量	單位	備註
使用器材／材料準備	1	筆電WIFI	1	台	
	2	麥克風	2	支	
	3	音響	1	台	
	4	扇子	10	個	每人一把
	5	大絲巾	10	條	每人一條
	6	樂器	10	個	鈴鼓、木魚、沙鈴
	7	正方形大布條	2	條	7-8人一條布條
	8	過期舊報紙和雜誌	30	張	每人2張
	9	剪刀	15	把	每人1把
	10	口紅膠	15	條	每人一條
	11	圖畫紙	30	張	每人2張
	12	彩色筆	15	盒	每人一盒

	時間	活動內容	活動說明
活動內容與流程	1:30-2:00	運動遊戲：用扇子拍氣球、接和丟沙灘球、玩保齡球和踢足球	團體一起打球
	2:00-2:30	懷舊老歌和音樂欣賞（白鷺鷥和自由選歌）	分享個人歌曲獻唱與發表感受，團體欣賞樂曲和音樂律動
	2:30-3:00	1.剪貼美術創作 2.彩色筆畫畫與寫字	提供手眼協調、專注力、小肌肉運動、認知和創作力
注意事項	1.長者有個別差異需要尊重，並且耐心等候與催化其想像力 2.注意長者體力、專注力、如廁和喝水等需求，容許個別休息		

「活動教案計畫書」範例三

活動設計者	林端容				
活動主題	多元表達藝術治療				
活動日期	10/22				
活動時間	每週四下午1:30-3:00				
活動地點	社區失智服務據點、日照中心、護理之家等				
活動目的	1.運動：分組對打，體會速度與身體動作機能的連結，使用手腳眼等肢體運動，以提升專注力，抒發情緒和建立互動與歸屬感關係 2.音樂：聽聽唱唱老歌表達對歌曲的感受和心情，練習運用肢體打節拍 3.水彩點點畫創作：使用各種顏色水彩畫畫，促進手眼協調，提升專注力和啟發創作靈感				
預計參與人數	10-20人				
使用器材／材料準備	編號	項目	數量	單位	備註
	1	筆電WIFI	1	台	
	2	麥克風	2	支	
	3	音響	1	台	
	4	氣球	5	個	
	5	沙灘球	5	個	
	6	樂器	10	個	鈴鼓、木魚、沙鈴
	7	圖畫紙	30	張	每人2張
	8	水彩	15	盒	每人一盒
	9	棉花棒	45	支	每人2-3支
	10	調色盤	15	個	每人一個
活動內容與流程	時間	活動內容	活動說明		
	1:30-2:00	運動遊戲：分2組面對面拍氣球和沙灘球，盡量不使球掉下去	團體對打		

「活動教案計畫書」範例三（續）

	2:00-2:30	奧福音樂節奏練習：唸唱白鷺鷥、拍手、拍腳、摸頭和拍隔壁長輩的手	團體和個別音樂節奏練習，分享個人心情和促進團體默契與歸屬感
	2:30-3:00	黑白圖畫紙點點畫	提供手眼協調、專注力小肌肉運動、認知和創作力分享黑白底色和點點畫的感覺 能分享畫畫作品的心情
注意事項		1.長者有個別差異需要尊重，並且耐心等候與催化其想像力 2.注意長者體力、專注力、如廁和喝水等需求，容許個別休息	

「活動教案計畫書」範例四

活動設計者	林端容				
活動主題	多元表達藝術治療				
活動日期	2020/11/19,26				
活動時間	每週四下午1:30-3:00				
活動地點	社區失智服務據點、日照中心、護理之家等				
活動目的	1.運動：使用毛巾進行毛巾操，體會速度與身體動作機能的連結，使用手腳眼等肢體運動，以提升專注力，抒發情緒和建立互動與歸屬感關係 2.音樂：延伸奧福樂器和節拍練習，訓練反應能力，活化腦細胞 3.水彩畫創作：使用各種顏色水彩畫畫，促進手眼協調，抒發情緒培養專注力和啟發創作靈感				
預計參與人數	10-20人				
使用器材／材料準備	編號	項目	數量	單位	備註
	1.	筆電WIFI	1	台	
	2	麥克風	2	支	
	3	音響	1	台	

「活動教案計畫書」範例四（續）

使用器材／材料準備	4	毛巾	15	條	每人一條
	5	樂器	15	個	鈴鼓、木魚、沙鈴
	6	圖畫紙	30	張	每人2張
	7	水彩	15	盒	每人1盒
	8	水彩筆	15	支	每人1支
	9	盛水容器	15	個	每人1個

	時間	活動內容	活動說明
活動內容與流程	1:30-2:00	用毛巾進行毛巾操	舒緩關節和活躍生心理機能
	2:00-2:30	複習上週音樂加上奧福樂器肢體節拍練習	學習運用肢體做樂器：拍手、拍腳、摸頭和拍隔壁長者的手等變化，增進團體歸屬感與互動樂趣
	2:30-3:00	1.自由畫圈圈創作各式圖案 2.書法（依據長輩需求）	提供手眼協調專注力、小肌肉運動、認知、培養延伸創作能力、能說出畫畫作品和感想
注意事項	1.長者有個別差異需要尊重，並且耐心等候與催化其想像力 2.少數長者不容易投入團體，需個別關注，耐心等候及鼓勵 3.注意長者體力、專注力、如廁和喝水等需求，容許個別休息		

其他樂齡學習教學大綱範例

授課講師	OOO	課程名稱	身心健康活躍老化	上課時間	每週三早上8:20-10:10
課程理念	成功在地老化——活化記憶				
教科書	閱讀樂齡系列				
進行方式	講座小組討論影片欣賞				

其他樂齡學習教學大綱範例（續）

授課內容綱要		
週次	主題	內容
備註事項		

資料來源：魏惠娟（2014）。樂齡學習中心工作手冊——樂齡學習系列教材7。台北。教育部

高齡活動評估

　　高齡活動評估方式，包含：資料蒐集方式、評估類型、工具、運用之過程評估與結果評估。結果評估包括問卷調查、活動滿意度調查、活動參與度調查和圖表分析等；過程評估包含團體小組檢討、會議記錄和活動記錄等（林義盛等人，2017）。

　　依據不同目的的評估方式設計評估表，例如肢體柔軟度。

高齡活動參與成效評估表

活動名稱		活動日期		評估者	
單元類型					
活動地點		參與人數			
活動帶領		協同帶領			

高齡活動參與成效評估表（續）

活動評估	住民參與程度評估					活動參與特殊紀錄
	參與意願	參與能力	互動程度	參與改變——生理	參與改變——生理	
分數說明	0不參與 1被動參與 2引導後參與 3主動參與	0無法參與 1協助後參與 2配合參與 3能力佳	0不參與 1被動參與 2配合參與 3主動參與	0無改變 1微柔弱 2較柔弱 3靈活	0憤怒 1放鬆 2愉快 3非常快樂	
編號　姓名						
1						
2						
3						

資料來源：取自養護中心（秦秀蘭，2014）

樂齡學習中心成果報告表

姓名		電話	住家： 手機：
執行成果描述			
效益評估			
檢討與建議事項			
備註			

資料來源：魏惠娟（2014）。樂齡學習中心工作手冊——樂齡學習系列教材7。
台北。教育部

高齡藝術活動評估

　　藝術做為治療目的的評估方式，最常見的有投射技術、人物繪畫測驗、動力家庭繪畫、繪畫診斷、屋樹人測驗和動力測驗、家庭動力、畫一個人、希爾渥繪畫測驗、雜誌相片拼貼圖和藝術治療信念評量等（范瓊方等譯，2002）。高齡者藝術創作表達形式，依據個別差異而有很大的不同，例如：日照機構長者心智功能比長照機構者佳，而學習中心可能比前兩者的功能更好一些。此外，往往也能發現教職退休和有藝術創作經驗的長者，在表達上較容易進入主題和使用材料。不過，經由多次練習發現，許多沒有創作經驗的高齡長者也能自行創作。依據藝術表達內涵做評估，可參考以幾點下：

　　1. 線條設計與延伸變化。

　　2. 顏色使用與延伸變化。

　　3. 形狀設計與延伸變化。

　　4. 材料使用與延伸變化。

　　5. 情緒發展與穩定。

　　6. 專注力發展與穩定。

　　7. 表達內容（含認知與反思）與延伸變化。

　　8. 人際關係的轉變。

　　9. 手眼協調性變化。

　　10.大小肌肉動作變化。

　　11.發音說話（含語言與記憶）或唱歌表現。

　　12.其他注意事項造成表現差異（受何種因素影響，例如：藥物、身體不適、關係衝突、被物品吸引等）。

　　13.結合其他專業會議與相關資料。

　　結合多元表達藝術的整體評估，包括：

　　1. 認知記憶。

2. 情緒行爲。

3. 自我啟發。

4. 大小肌肉。

5. 動作技巧。

6. 家人與社會關係。

7. 創造想像力。

8. 補償未完成心願。

9. 語言表達和圖像表達。

10.對環境人事物的感知。

11.此生任務。

12.善終準備。

多元表達藝術治療成效的評估報告範例

日照失智症多元表達藝術治療成效評估報告範例

講師	林端容
上課日期	2020. 9-11月
上課時間	每週四下午1點30分到3點
參加人員	一共20人
課程目標	運動：使用不同質感的球（例如：汽球、皮球、足球）的運動，可手腳眼並用，肢體運動提升專注力、抒發情緒、建立互動和歸屬感關係
	音樂：聽聽唱唱表達對歌曲的感受和心情，能自己哼唱幾句，自我欣賞和欣賞別人，不想唱的長者可以欣賞，慢慢適應與及參與奧福樂器和節拍練習，促進反應能力，活化腦細胞
	藝術創作：蠟筆和水彩畫創作，使用各種顏色水彩畫畫，促進手眼協調、抒發情緒、培養專注力和啟發創作靈感

日照失智症多元表達藝術治療成效評估報告範例（續）

學習成效評估	運動方面：100%皆能用手打球、玩雨傘球、傳球和踢足球，有群體合作和配合活動規則進行運動，除了視力欠佳者會慢一點以及反應較慢，其他都能配合球速打到球。經過11次的活動，原本緩慢的也提升了敏銳度，甚至於體力較好者踢球、打球可以比較遠。本活動能促進團體人際關係、培養團體歸屬感和增進友誼，同時也是等待大家集合前的熱身準備和啟動投入藝術創作的動機
	音樂方面：由台灣民謠〈白鷺鷥〉開始聽唱和打擊樂器，除了外省籍以外，每個長者能朗朗上口和配合打樂器。大部分能知道停頓和開始處敲打樂器，對樂器使用也漸漸熟悉。幾位長者能自己唱歌和感受歌曲，分享對團體的感受，因為大部分長者都希望個別被關懷重視，我也必須跟每個長者互動，以了解他們，適時給他們表達的機會
	先由做超輕土開始，會開始製作不同造型的丸子、水餃、包子和花的形狀等。接著挑戰有難度的看雜誌、圈圖、畫圖、剪圖和貼圖，並加上喜歡的裝飾，延伸意思或是寫上感受。畫畫練習先用棉花棒慢慢的點，漸漸延伸到用水彩筆畫水彩點點，接著配合蠟筆畫圈，和延伸各種圖案——毛毛蟲、花、山、大自然、樹、草、臉、人和寫名字，或是寫書法，對畫畫開始產生興趣、培養專注力與美感

高齡自尊心之自我評估（Buchalyer, 2011 p.109-110），評分由1-10分包含以下項目：

1. 我喜歡我自己。

2. 人們好像喜歡我。

3. 我有潛力。

4. 我是好的，是有價值的人。

5. 未來我會做得好。

6. 我今天覺得不錯。

7. 我的社會互動感覺很舒適。

8. 我喜歡跟朋友在一起。

9. 我喜歡做自己。

10. 我有許多興趣。

11. 我會花一些時間享受生活的樂趣。

12. 我每天至少笑一次。

13. 我稱讚自己。

14. 我能原諒自己犯錯。

15. 我用健康態度飲食。

16. 我定期檢查牙齒和身體健檢。

17. 我會運動。

18. 我對待自己跟對待別人是一樣的。

19. 需要時我會尋找幫助。

20. 我不須經過別人認可。

21. 我能學習新的事物和新的生活經驗。

22. 我能接受改變。

23. 我能接受別人的支持。

24. 我能欣賞自己的成就。

25. 我會說「不」。

26. 我接受自己的不完美。

27. 我愛自己原本的我。

研究分享

筆者（Lin et al, 2021）在一項高齡多元表達性藝術治療改善情緒與人際關係研究中，將課程評估分為情緒、行為、語言溝通、認知與記憶能力、社會關係、肢體大小運動，說明如下。

1. 情緒：心情比較開朗、放鬆感覺比較快樂、不會退縮或喜歡獨處、不容易抱怨，或是發脾氣等。

2. 行為：能自我控制、不會有奇怪動作，例如：不打照服員或罵人、能主動做正面的事、不會摔東西或插隊、願意積極主動參與各項活動覺得有意義。

3. 語言溝通：願意表達自己的感受想法，以及生活種種事件和心情。

4. 人際互動和人格彈性：主動與人互動（含口語、非口語）交流，並且互相協助與配合，調整自己的生活態度。

5. 認知與記憶：能記住時間、地點、自己家人和朋友名字、數數字、加減法、看日曆、節慶、物品名稱、聽懂指令等。

6. 肢體大小肌肉運動：身體關節、大小肌肉放鬆、延緩退化、肌耐力平衡感提升、不容易跌倒等。

以下是社工師針對參加表達性藝術治療者的前後比較分析資料。

多元表達藝術治療參與活動前後對比（受訪者同意以無記名或改名刊登，以下用花與植物命名）

個案	參加藝術治療前	參加藝術治療後
蓮花	個案的皮膚問題較嚴重，而且有時候因為皮膚問題常常需要看醫生或情緒不佳	在參與活動時，能將皮膚問題轉移注意力，避免因皮膚問題常常看醫生或情緒不佳，能透過活動宣洩自己的情緒問題
荷花	平日不喜歡參加活動，且較少與他人互動，也害怕麻煩其他工作人員，認為住在這裡沒有尊嚴	會主動與其他住民互動，也會積極參與其他院外活動，不怕麻煩其他工作人員協助生活上的事情，而且工作人員時常關心個案的狀況，覺得感受到溫暖

多元表達藝術治療參與活動前後對比（受訪者同意以無記名或改名刊登，以下用花與植物命名）（續）

個案	參加藝術治療前	參加藝術治療後
玫瑰	平日會看心情參與活動，較少與其他住民互動，習慣自己獨來獨往	會主動與他人表達自己的身體不適及與他人互動，表情更多也更豐富
蘭花	無法判斷是非，有時候說出的話與事實不同，常常抱怨屁股痛或者很想睡覺等，有時候會不知道怎麼與他人互動	能更清楚事情的是非，體力上增加許多，也不會抱怨屁股痛，可以與他人互動進步許多
榕樹	個案與他人互動時，無法正確回應他人的話，有時候敲打聲音過大影響他人，易與其他住民有爭吵情形	偶爾能正確回應他人的話，與其他住民的爭執較少，但還是有敲打的行為，不過敲打的聲音逐漸小聲，能與其他住民和平共處
九層塔	個案不喜歡與他人互動，有時候會自己獨自坐在那邊，也對於參與活動意願性低，不會與工作人員反映自己的身體不適	參與活動意願性提高，能與其他住民互動，也會與工作人員表達自己的身體不適，甚至活動結束後會表達對於活動的感想
紫羅蘭	常常抱怨工作人員的粗魯或溝通不良等等負面情緒，讓個案常常有想要回家的念頭等等	透過活動來宣洩自己的心中情緒問題，適當關心個案的情緒狀況，讓個案感覺到有溫暖，也會主動與他人抱怨自己的身體不適

　　多元藝術安排與案主對話：以一個案為例（作品已取得案主同意刊登）。

　　蓮花年齡75歲，罹患帕金森氏症、糖尿病、失智症等。案主能定期參加多元表達藝術治療活動，並且熱忱投入，包含：丟球、打保齡球、跳舞、音樂律動、搓湯圓和加以裝飾、製作母親節卡片、水彩畫和插花。

　　筆者常常與案主對話如下：

治療師：婆婆您這週過得好嗎？

蓮花：身體皮膚會癢。

治療師：是否有看醫生？

蓮花：有，也有吃藥擦藥。

治療師：什麼時候特別癢？

蓮花：常常癢，擦藥就比較好。

　　蓮花知道如何照顧自己，盡量不去抓皮膚，不然會發炎更加嚴重。從互動關心中，案主能感受被重視、被愛、被接納與尊重，而且打球、跳舞與創作時，都是以自己的能力和想法為標準，沒有被批評比較，案主覺得獲得穩定與溫暖的感覺。蓮花有一次帶了一包糖果送給我，表達她內在的情感與分享，這也顯示案主對筆者（藝術治療師）的正向關係。

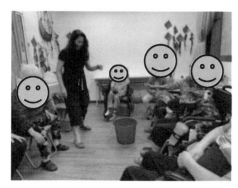 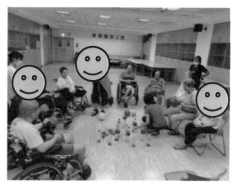

圖一　玩丟球　　　　　　　　圖二　玩打保齡球

　　蓮花在各種團體運動和遊戲──丟球、打保齡球時，能等待輪流，與組員一起進行手拉手跳舞。

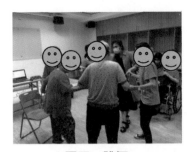
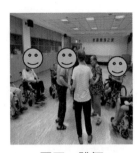
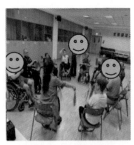

圖三　跳舞　　　　　　　圖四　跳舞　　　　　　　圖五　音樂律動

　　蓮花在團體音樂跳舞和律動時，與組員一起進行，手牽手圍圈圈唱歌和手腳並用。

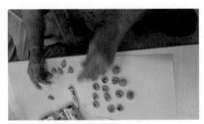
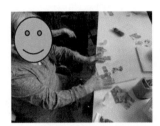
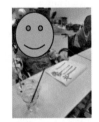

圖六　搓湯圓和加以裝飾　　　圖七　製作母親節卡片　　圖八　水彩畫

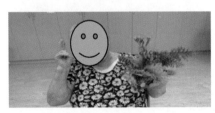

圖九　插花

　　蓮花在藝術創作時往往能發揮創意，搓湯圓、用康乃馨花製作母親節卡片、自由的水彩創作和插花，能說出心得感想和自我欣賞，很樂意拍照並且說「耶」。

蓮花畫畫創作

　　圖十、十一表達對家和對家人的思念。

　　圖十二用顏色和線條表達心情。

　　圖十三草和人。

　　圖十四動物。

　　圖十五、十六、十七插花與圖十八貼葉片表達美感。

　　蓮花表示很喜歡參加活動，心情很好、很開心。

　　蓮花對這些作品表示喜歡，雖然非常簡短表達內容，但是都能呈現對藝術的接受與喜愛。

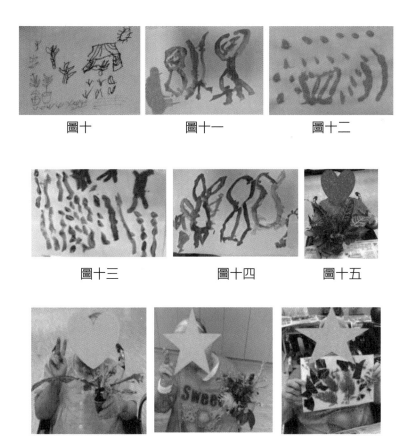

圖十　　　　　　　　圖十一　　　　　　　　圖十二

圖十三　　　　　　　　圖十四　　　　　　　　圖十五

圖十六　　　　　　　　圖十七　　　　　　　　圖十八

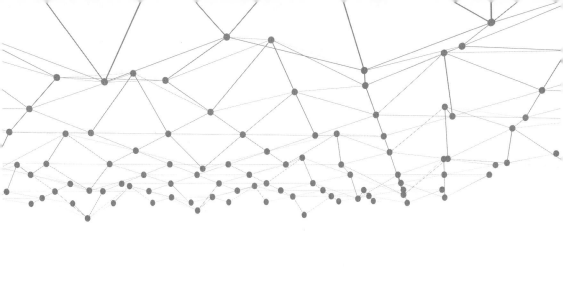

實務篇

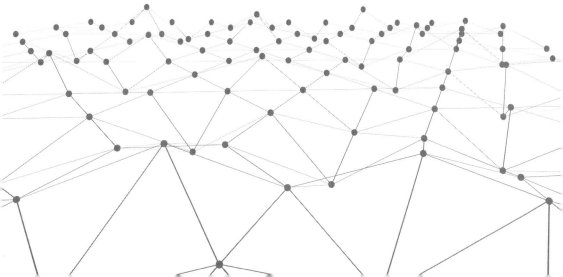

第六章

高齡藝術創作單元設計

放鬆篇

單元 1　捏麵團

創作目標：§ 生活回顧　　§ 口語表達

　　　　　§ 手眼協調　　§ 人際互動

　　　　　§ 嗅、觸覺刺激　§ 開發創意

　　　　　§ 放鬆心情　　§ 培養美感

　　　　　§ 穩定情緒　　§ 自我欣賞

材料準備：麵粉、水、鹽巴、沙拉油、咖啡粉、抹茶粉、芝麻粉、圖畫紙、模具等。

活動時間：40分鐘（可視長者狀況調整時間長短）。

引起動機：討論年節做湯圓或糕餅的經驗，可以欣賞圖片或是影片等。

活動過程：1. 將麵粉與水調成麵團狀（可加上一點鹽巴和沙拉油）。

　　　　　2. 把麵團分成幾團，加上各種不同顏色的咖啡粉、抹茶粉、芝麻粉等。

　　　　　3. 用手搓麵團，如過年時搓湯圓、紅龜粿、糕餅，或如製作麵疙瘩、水餃、包子、花捲、三角包等。

　　　　　4. 用手或模具印製各種圖案。

　　　　　5. 煮食後可以讓大家享用。

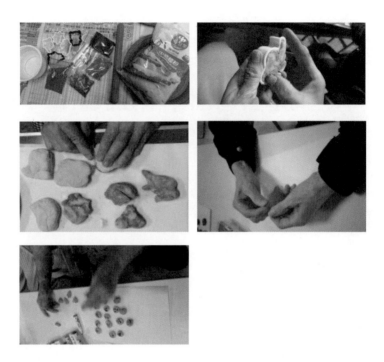

<u>作品欣賞與表達感想</u>：完成時欣賞作品，說出對作品的感受與想法，例如：喜歡的形狀顏色和吃的口味等。

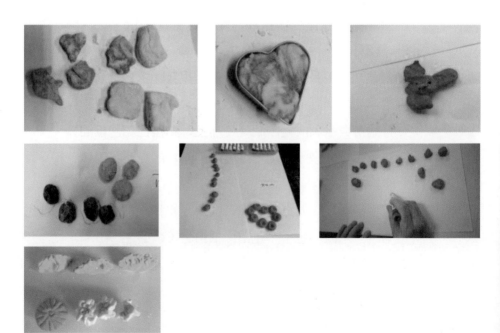

注意事項：§失智嚴重的長者會把麵團吃進嘴裡，需要在旁協助與提示。

§可以自由創作，不必要求作品的一致性或標準化。

§若是無法執行或不想說話，可先不勉強，直到長者願意為止。

§用肯定語氣回應參加者的努力。

§可以重複練習。

單元 2　點點畫

創作目標：§ 培養專注力　　　　§ 口語表達
　　　　　§ 手眼協調　　　　　§ 人際互動
　　　　　§ 嗅覺刺激　　　　　§ 開發創意
　　　　　§ 視覺刺激　　　　　§ 培養美感
　　　　　§ 放鬆心情　　　　　§ 自我欣賞
　　　　　§ 穩定情緒　　　　　§ 體驗棉花棒創作的效果

材料準備：棉花棒、橡皮筋、廣告顏料、調色盤、印好半成品樹木圖案的
　　　　　圖畫紙、舊報紙。

活動時間：40分鐘（可視長者狀況調整時間長短）。

引起動機：討論對花草樹木的感覺，可以欣賞圖片或實際的花與小樹。例
　　　　　如：櫻花、菊花等。

活動過程：1. 將4-5種廣告顏料調在調色盤裡。

　　　　　2. 用棉花棒沾上喜歡的顏料，一點一點的點在樹上變成花。

　　　　　3. 也可以點在圖畫紙其他空白處，形成落花繽紛的效果。

　　　　　4. 可將3-5根棉花棒綁住，畫出不同效果，亦可買大支棉花棒
　　　　　　 讓手部功能較弱的長者使用。

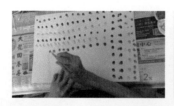
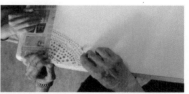
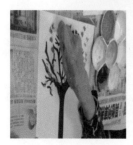
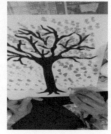
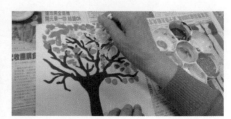

作品欣賞與表達感想：

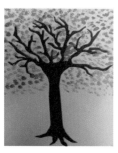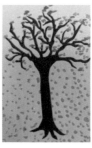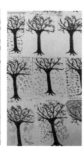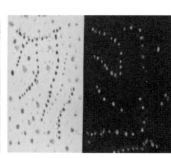

彩色繽紛　　　　櫻花　　　團體畫作　　　　　星星

注意事項：ϸ包容長者不同的表達方式。

　　　　　ϸ用肯定語氣回應參加者的努力。

　　　　　ϸ可以重複練習。

單元 3　蠟筆畫

創作目標：§ 培養專注力　　　　§ 口語表達

　　　　　§ 手眼協調　　　　　§ 人際互動

　　　　　§ 小肌肉運動　　　　§ 開發創意

　　　　　§ 視覺刺激　　　　　§ 培養美感

　　　　　§ 抒發心情　　　　　§ 自我欣賞

　　　　　§ 穩定情緒

材料準備：水性蠟筆、油性蠟筆、圖畫紙。

活動時間：40分鐘（可視長者狀況調整時間長短）。

引起動機：欣賞畫冊或大自然風景，可以提示同樣顏色和形狀，分享喜歡

　　　　　的顏色和形狀。

活動過程：1. 自由選擇喜歡的蠟筆。

　　　　　2. 自由聯想在圖畫紙上畫畫。

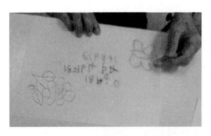
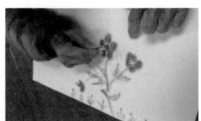

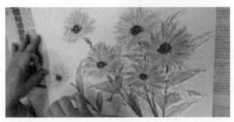

作品欣賞與表達感想：

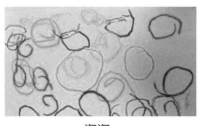

泡泡

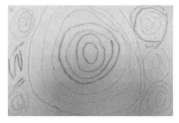

圈圈

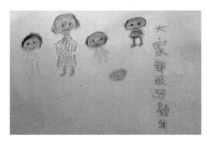

大家都很照顧我

注意事項：♪依失智長者程度，表達能力不同都需要尊重，無須比較。

　　　　　♪用肯定語氣回應參加者的努力。

　　　　　♪可以重複練習。

單元 4　水彩畫

創作目標：§ 培養專注力　　　　§ 口語表達
　　　　　§ 手眼協調　　　　　§ 人際互動
　　　　　§ 小肌肉運動　　　　§ 開發創意
　　　　　§ 視覺刺激　　　　　§ 培養美感
　　　　　§ 抒發心情　　　　　§ 自我欣賞
　　　　　§ 穩定情緒

材料準備：水彩、水彩筆、調色盤、水杯、圖畫紙。

活動時間：40分鐘（可視長者狀況調整時間長短）。

引起動機：欣賞圖畫、故事繪圖或大自然風景，討論印象深刻或是喜歡的顏色和感覺。

活動過程：1. 自由選擇喜歡的水彩顏色。

　　　　　2. 自由聯想在圖畫紙上隨意畫畫或是寫字。

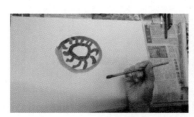 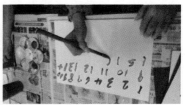

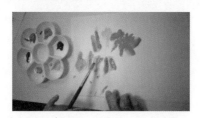

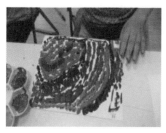 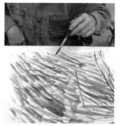

作品欣賞與表達感想：

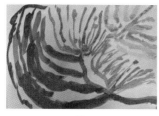 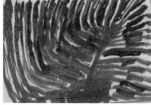 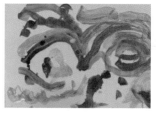

花　　　　　　　　　花紋　　　　　　　飛翔的鳥和眼睛

注意事項：§ 接納不同創作內容。

　　　　　§ 可重複練習。

　　　　　§ 注意水分，避免太稀或太濃稠，以免畫水彩的挫折感。

　　　　　§ 用肯定語氣回應參加者的努力。

　　　　　§ 可以重複練習。

單元 5　粉彩畫

創作目標：§ 培養專注力　　　§ 穩定情緒
　　　　　§ 手眼協調　　　　§ 口語表達
　　　　　§ 小肌肉運動　　　§ 人際互動
　　　　　§ 視覺刺激　　　　§ 開發創意
　　　　　§ 觸覺刺激　　　　§ 培養美感
　　　　　§ 抒發心情　　　　§ 自我欣賞

材料準備：軟硬質的粉彩筆、圖畫紙。

活動時間：40分鐘（可視長者狀況調整時間長短）。

引起動機：欣賞畫冊或圖畫本，分享對朦朧柔和的視覺感受，並聯想大自
　　　　　然或是顏色和感覺。

活動過程：1. 自由選取喜歡的粉彩筆。

　　　　　2. 畫出想要的圖案，再塗滿顏色或部分的顏色。

　　　　　3. 用手在粉彩顏色位置以來回或畫圈方式塗抹，讓顏色散開。

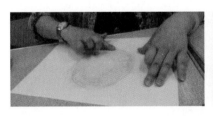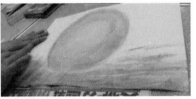

作品欣賞與表達感想：

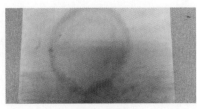

光的能量

注意事項：§粉彩筆容易使手沾上顏料，若是怕髒的長者，可以用面紙包住或用面紙塗抹。

§用肯定語氣回應參加者的努力。

§可以重複練習。

單元 6　曼陀羅畫

創作目標：§ 培養專注力　　　　§ 人際互動

　　　　　§ 手眼協調　　　　　§ 開發創意

　　　　　§ 視覺刺激　　　　　§ 培養美感

　　　　　§ 放鬆心情　　　　　§ 自我欣賞

　　　　　§ 穩定情緒　　　　　§ 體驗棉花棒創作的效果

　　　　　§ 口語表達

材料準備：水彩、粉彩筆、蠟筆、棉花棒、調色盤、水、圖畫紙。

活動時間：40分鐘（可視長者狀況調整時間長短）。

引起動機：自由發表什麼是圓形的，說出具體物品。如水果形狀、芭樂、西瓜、大自然中的太陽、月亮、或是人的臉等。

活動過程：1. 將4-5種廣告顏料調在調色盤裡。

　　　　　2. 先用水彩筆在圖畫紙中間畫個圓形，再用棉花棒沾上喜歡的顏色，從圓形的外圍一點一點畫出去繞圈圈。

　　　　　3. 畫完一圈再繼續往外畫一圈，依序完成。

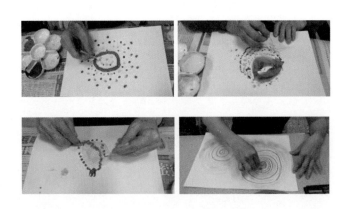

作品欣賞與表達感想：

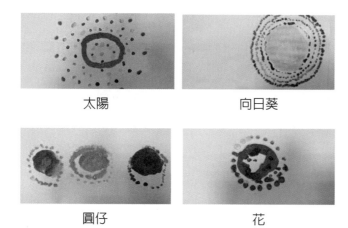

太陽　　　　　　　　　　向日葵

圓仔　　　　　　　　　　花

注意事項：§ 包容長者不同的表達方式。

§ 有些長者可能無法說出創作的聯想力，不必強迫而造成困擾。

§ 用肯定語氣回應參加者的努力。

§ 可以重複練習。

單元 7　彩色筆畫

創作目標：§ 培養專注力　　　§ 人際互動

　　　　　§ 手眼協調　　　　§ 小肌肉練習

　　　　　§ 視覺刺激　　　　§ 開發創意

　　　　　§ 放鬆心情　　　　§ 培養美感

　　　　　§ 穩定情緒　　　　§ 自我欣賞

材料準備：圖畫紙、彩色筆。

活動時間：40分鐘（可視長者狀況調整時間長短）。

引起動機：欣賞衣服顏色和說出喜歡的顏色。

活動過程：1. 自由選取喜歡的彩色筆。

　　　　　2. 在圖畫紙上自由練習畫畫。

　　　　　3. 重複練習直到滿意為止。

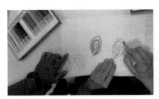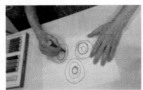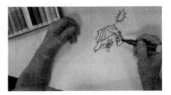

作品欣賞與表達感想：

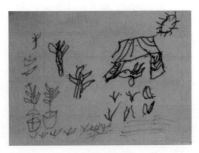

我的家

注意事項：∮ 提示顏色名稱，並鼓勵嘗試使用不同顏色。

　　　　　∮ 用肯定語氣回應參加者的努力。

　　　　　∮ 可以重複練習。

幻想篇

單元 8　吹墨畫

創作目標：§ 培養專注力　　§ 口語表達

　　　　　§ 手眼協調　　　§ 人際互動

　　　　　§ 小肌肉運動　　§ 開發創意

　　　　　§ 視覺刺激　　　§ 培養美感

　　　　　§ 練習口腔肌肉　§ 自我欣賞

　　　　　§ 抒發心情　　　§ 體驗多元媒材創作的效果

　　　　　§ 穩定情緒

材料準備：黑色墨汁、廣告顏料、各種顏色圖畫紙、剪刀、舊報紙、大小吸管、毛筆、水、裝水容器。

活動時間：40分鐘（可視長者狀況調整時間長短）。

引起動機：欣賞國畫梅花，分享對國畫的感受。

活動過程：1. 用報紙鋪在桌面上。

　　　　　2. 用剪刀在圖畫紙上剪出喜歡的形狀，例如：扇形、圓形、正方形等，或是不剪。

　　　　　3. 用毛筆滴幾滴墨汁在圖畫紙上，再用吸管把墨汁吹開，可以多次練習。

　　　　　4. 等墨汁稍微乾了，再用毛筆沾上紅色、橘色或粉紅色等廣告顏料，點在墨汁上方、左右等位置，成為櫻花或是梅花等。

　　　　　5. 再用綠色或喜歡的顏色點綴葉片。

　　　　　6. 可以自行延伸創作其他圖畫。

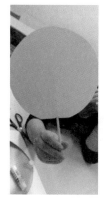
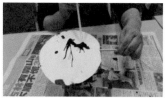
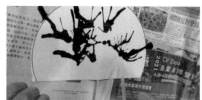
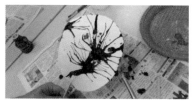
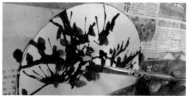

作品欣賞與表達感想：

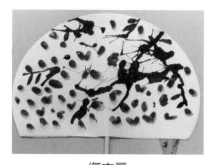
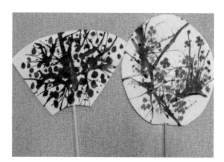

復古扇　　　　　　　　　　　　　方圓組合

注意事項：ϸ 對於失智長者擔心其吸入墨汁，故不適合本藝術創作。

　　　　　ϸ 用肯定語氣回應參加者的努力。

　　　　　ϸ 可以重複練習。

單元 9　萬花筒畫

創作目標：§ 培養專注力　　　　§ 口語表達

　　　　　§ 手眼協調　　　　　§ 人際互動

　　　　　§ 小肌肉運動　　　　§ 開發創意

　　　　　§ 視覺刺激　　　　　§ 培養美感

　　　　　§ 觸覺刺激　　　　　§ 自我欣賞

　　　　　§ 抒發心情　　　　　§ 體驗多元媒材創作的效果

　　　　　§ 穩定情緒

材料準備：色紙、剪刀、紙膠帶、軟硬質的粉彩筆、水彩、水彩筆、黑白圖畫紙。

活動時間：40分鐘（可視長者狀況調整時間長短）。

引起動機：欣賞過年的各種窗花，討論和分享感覺，以及喜歡的造型和顏色。

活動過程：1. 先將色紙摺起來，自由的在紙上剪幾個不同形狀大小的洞。

　　　　　2. 把色紙打開變成一張窗花圖案。

　　　　　3. 把窗花圖案固定在圖畫紙上。

　　　　　4. 選擇喜歡的粉彩筆或水彩塗在空洞之處，可以換不同顏色。

　　　　　5. 用手塗抹粉彩使顏色拓開，或使用水彩筆均勻上色。

　　　　　6. 把色紙移開。

　　　　　7. 可以直接將水彩塗在窗花上進行拓印畫。

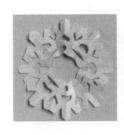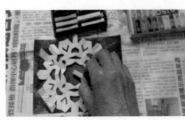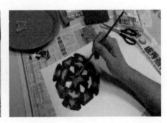

作品欣賞與表達感想：

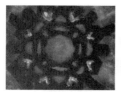
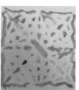
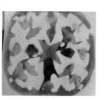

萬花筒　　　　萬花筒　　　復古扇萬花筒
（陰拓）　　　（陰拓）　　　（陰拓）

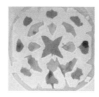
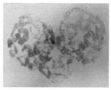

萬花筒　　　　萬花筒
（陰拓）　　　（陽拓）

注意事項：♦ 失智長者可能無法跟上複雜流程，因此可以先把窗花剪好，
　　　　　　固定在紙上讓他們塗顏色即可。

　　　　　♦ 進階班可以使用不同顏色底紙比較有變化。

　　　　　♦ 用肯定語氣回應參加者的努力。

　　　　　♦ 可以重複練習。

單元 10　剪報和聯想

創作目標：§ 培養專注力　　　　　§ 開發創意

　　　　　§ 手眼協調　　　　　　§ 培養美感

　　　　　§ 小肌肉運動　　　　　§ 自我欣賞

　　　　　§ 視覺刺激　　　　　　§ 體驗媒體混搭效果

　　　　　§ 抒發心情　　　　　　§ 認識和複習國字

　　　　　§ 穩定情緒　　　　　　§ 重組字圖和創造故事

　　　　　§ 口語表達　　　　　　§ 自我反思現實與理想的生活

　　　　　§ 人際互動

材料準備：舊報紙、舊雜誌、彩色筆、剪刀、圖畫紙、口紅膠、雙面膠。

活動時間：40分鐘（可視長者狀況調整時間長短）。

引起動機：欣賞和閱讀報紙與雜誌，分享印象較深刻的內容。

活動過程：1.將報紙雜誌分成A3或A4大小，提供自由閱讀。

　　　　　2.使用彩色筆將喜歡和有感受的圖片、國字圈起來。

　　　　　3.再把圖片和國字剪下來自由排列在圖畫紙上。

　　　　　4.使用口紅膠或雙面膠，將圖片和國字貼在圖畫紙上。

　　　　　5.進一步使用彩色筆在圖畫紙上畫出裝飾，或是寫上感想，表達心中想法。

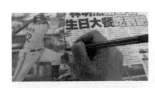 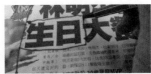 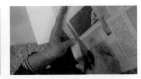

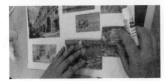 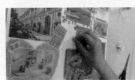 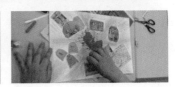

作品欣賞與表達感想：

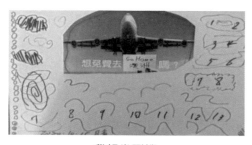
我想坐飛機

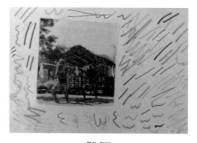
跳舞

注意事項：　§ 自由創作時不必要求美醜或是遵照主題。

　　　　　　§ 盡可能讓每個人都能分享創作的感想，但若不願意者亦不強
　　　　　　　迫。

　　　　　　§ 用肯定語氣回應參加者的努力。

　　　　　　§ 可以重複練習。

單元 11　蠟筆 + 水彩

創作目標：§ 培養專注力　　　　　§ 口語表達

　　　　　§ 手眼協調　　　　　　§ 人際互動

　　　　　§ 小肌肉運動　　　　　§ 開發創意

　　　　　§ 視覺刺激　　　　　　§ 培養美感

　　　　　§ 抒發心情　　　　　　§ 自我欣賞

　　　　　§ 穩定情緒　　　　　　§ 體驗不同媒材混搭效果

材料準備：水性蠟筆、油性蠟筆、水彩、水彩筆、色盤、水杯、圖畫紙。

活動時間：40分鐘（可視長者狀況調整時間長短）。

引起動機：欣賞自己的蠟筆和水彩作品，討論之間不同處，分享喜歡或是
　　　　　印象深刻的顏色和感覺。

活動過程：1. 自由選擇喜歡的媒材和顏色。

　　　　　2. 自由設計喜歡的圖案。

　　　　　3. 混合水彩，觀察圖畫中顏色和線條的變化。

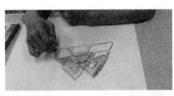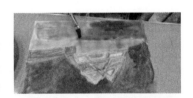
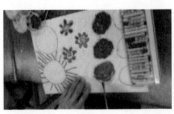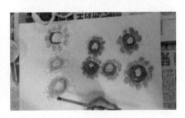

作品欣賞與表達感想：

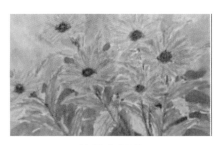

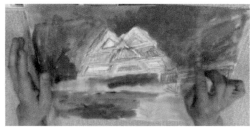

能量太陽花　　　　　　　　　　　　海底城堡

注意事項：ϐ使用媒材時，不必受限前後順序。

　　　　　　ϐ用肯定語氣回應參加者的努力。

　　　　　　ϐ可以重複練習。

單元 12　貼紙和貼畫

創作目標：　§ 培養專注力　　　§ 穩定情緒
　　　　　　§ 手眼協調　　　　§ 口語表達
　　　　　　§ 小肌肉運動　　　§ 人際互動
　　　　　　§ 視覺刺激　　　　§ 開發創意
　　　　　　§ 觸覺刺激　　　　§ 培養美感
　　　　　　§ 定位練習　　　　§ 自我欣賞
　　　　　　§ 定位練習　　　　§ 體驗多元媒材創作的效果
　　　　　　§ 抒發心情

材料準備：貼紙、色紙、圖畫紙、蠟筆、口紅膠。

活動時間：40分鐘（可視長者狀況調整時間長短）。

引起動機：欣賞水果圖片，討論水果名稱、顏色、形狀，分享對水果的印
　　　　　象。

活動過程：1. 用蠟筆在紙上畫一個大圈圈。
　　　　　2. 將各種顏色的色紙撕成一小片、一小片的。
　　　　　3. 用口紅膠塗抹在大圈圈裡。
　　　　　4. 再把小紙片一片片貼進去。
　　　　　5. 貼畢後，加上水果葉子。
　　　　　6. 可以用貼紙貼在圖畫紙上練習。

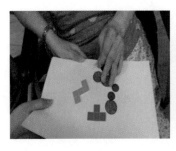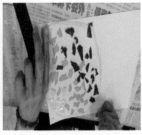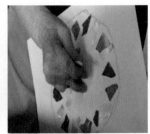

作品欣賞與表達感想：

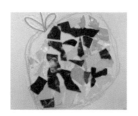
芭樂

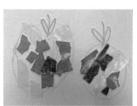
草莓

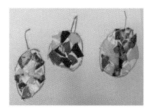
櫻桃

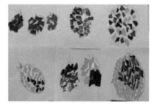
團體作品

注意事項：§ 對於手部萎縮的長者，可以使用貼紙協助完成作品。

　　　　　§ 讓長者自由發揮，自己決定畫大圈圈或是小圈圈與數量。

　　　　　§ 用肯定語氣回應參加者的努力。

　　　　　§ 可以重複練習。

單元 13　貼紙水彩畫

創作目標：§ 培養專注力　　　§ 口語表達

　　　　　　§ 手眼協調　　　　§ 人際互動

　　　　　　§ 小肌肉運動　　　§ 開發創意

　　　　　　§ 視覺刺激　　　　§ 培養美感

　　　　　　§ 定位練習　　　　§ 自我欣賞

　　　　　　§ 抒發心情　　　　§ 體驗媒材混搭的效果

　　　　　　§ 穩定情緒

材料準備：貼紙、水彩、水彩筆、圖畫紙。

活動時間：40分鐘（可視長者狀況調整時間長短）。

引起動機：欣賞創作貼畫的作品，發表感想並討論如何加上水彩顏料。

活動過程：1. 先在紙上自由貼貼紙。

　　　　　2. 運用水彩自由畫畫，創作圖案。

作品欣賞與表達感想：

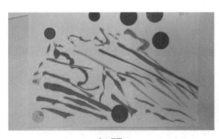 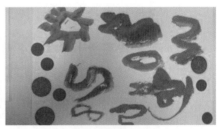

　　　　　無題　　　　　　　　　　　　　　蛇和蚯蚓

注意事項：§ 避免先使用水彩，以免造成顏料未乾無法貼貼紙的困擾。

　　　　　§ 本練習可以建立掌控不同媒材的自信心。

　　　　　§ 用肯定語氣回應參加者的努力。

　　　　　§ 可以重複練習。

大自然篇

單元 14　拓葉畫

創作目標：§ 培養專注力　　　§ 穩定情緒

　　　　　§ 手眼協調　　　　§ 口語表達

　　　　　§ 小肌肉運動　　　§ 人際互動

　　　　　§ 視覺刺激　　　　§ 開發創意

　　　　　§ 嗅覺刺激　　　　§ 培養美感

　　　　　§ 觸覺刺激　　　　§ 自我欣賞

　　　　　§ 抒發心情　　　　§ 體驗植物的創作

材料準備：大小葉子、壓克力顏料、調色盤、筆刷、圖畫紙、舊報紙。

活動時間：40分鐘（可視長者狀況調整時間長短）。

引起動機：欣賞葉子貼畫作品，分享感受與心情。

活動過程：1. 將報紙鋪在桌面上。

　　　　　2. 把葉子放在報紙上。

　　　　　3. 把各種顏色的壓克力顏料預先倒在調色盤上。

　　　　　4. 用筆刷沾上顏料，在葉片上下左右刷上顏色。

　　　　　5. 再把圖畫紙印在葉子上，用手壓一壓。

　　　　　6. 也可以將葉片倒過來印在紙上壓一壓。

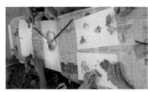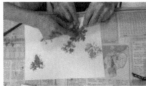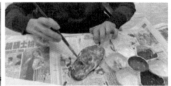

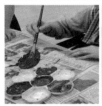

作品欣賞與表達感想：

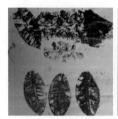 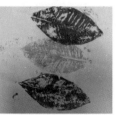

魚骨　　　　　　　3片葉子

注意事項：§ 尊重長者不同拓印方法。

§ 延伸難度，可以一次刷2-3片葉子，一次完成一張拓印作品。

§ 注意葉子不能太小或形狀太細，以免造成拓印困難。

§ 用肯定語氣回應參加者的努力。

§ 可以重複練習。

單元 15　石頭畫

創作目標：§ 培養專注力　　　§ 口語表達

　　　　　§ 手眼協調　　　　§ 人際互動

　　　　　§ 小肌肉運動　　　§ 開發創意

　　　　　§ 視覺刺激　　　　§ 培養美感

　　　　　§ 抒發心情　　　　§ 自我欣賞

　　　　　§ 自我控制　　　　§ 體驗石頭的創作效果

　　　　　§ 穩定情緒

材料準備：大小石頭、壓克力顏料、水彩筆、水、裝水容器、舊報紙、調色盤。

活動時間：40分鐘（可視長者狀況調整時間長短）。

活動過程：1. 將報紙鋪在桌面上。

　　　　　2. 將壓克力顏料調在調色盤上，可加一點水稀釋。

　　　　　3. 使用彩色筆在石頭上構圖。

　　　　　4. 塗上壓克力彩繪圖案。

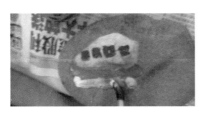 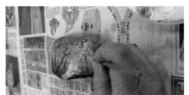

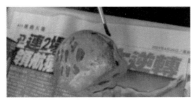

作品欣賞與表達感想：

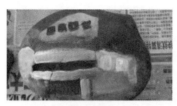
我的教會

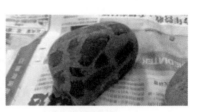
房子

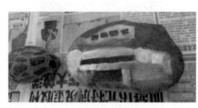
教會和我家

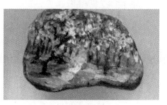
風景

注意事項：∮壓克力顏料黏稠度適中，較容易畫出圖案。

　　　　　∮可以重複練習。

　　　　　∮用肯定語氣回應參加者的努力。

單元 16　園藝插花

創作目標：§ 培養專注力　　　　§ 穩定情緒

　　　　　§ 手眼協調　　　　　§ 口語表達

　　　　　§ 小肌肉運動　　　　§ 人際互動

　　　　　§ 視覺刺激　　　　　§ 開發創意

　　　　　§ 觸覺刺激　　　　　§ 培養美感

　　　　　§ 味覺刺激　　　　　§ 自我欣賞

　　　　　§ 抒發心情　　　　　§ 體驗大自然田園生活

材料準備：各式顏色與大小不同的葉子、花、海綿、容器、舊報紙。

活動時間：40分鐘（可視長者狀況調整時間長短）。

引起動機：欣賞各式各樣的植物和花，分享對植物的印象和生活體驗。

活動過程：1. 先將舊報紙鋪在桌上。

　　　　　2. 引導將溼潤的海綿放入容器裡。

　　　　　3. 將葉子一片片插入海綿裡。

　　　　　4. 調整花和葉子的位置。

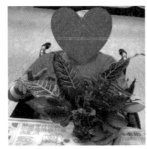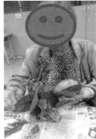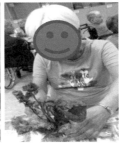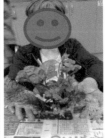

作品欣賞與表達感想：

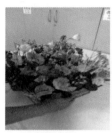 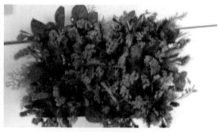

花團錦簇　　　　　　　　　　賞心悅目

注意事項：§ 葉子和花的大小，多寡必須配合容器大小，否則容器會倒下
　　　　　　　來。

　　　　　§ 葉子要保留一點硬枝部分，以利插入海綿。

　　　　　§ 大的葉子可以插在裡面，小的葉子插在外圍，有層次效果。

　　　　　§ 花草可以互相搭配插入容器。

　　　　　§ 用肯定語氣回應參加者的努力。

　　　　　§ 可以重複練習。

單元 17　葉子貼畫

創作目標：§ 培養專注力　　　§ 穩定情緒

　　　　　§ 手眼協調　　　　§ 口語表達

　　　　　§ 小肌肉運動　　　§ 人際互動

　　　　　§ 視覺刺激　　　　§ 開發創意

　　　　　§ 嗅覺刺激　　　　§ 培養美感

　　　　　§ 觸覺刺激　　　　§ 自我欣賞

　　　　　§ 抒發心情　　　　§ 體驗植物的創作

材料準備：各式形狀的葉片、乾燥葉片、圖畫紙、白膠、雙面膠帶、舊報紙。

活動時間：40分鐘（可視長者狀況調整時間長短）。

引起動機：欣賞花藝作品並分享感受想法，討論如何創作葉子作品。

活動過程：1. 先將雙面膠帶貼在圖畫紙上。

　　　　　2. 先拿一片葉子貼在膠帶位置，完成後再繼續貼。

　　　　　3. 自由貼在想貼的位置，創作造型。

作品欣賞與表達感想：

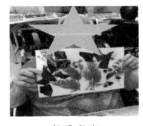
多采多姿

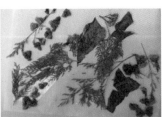
葉之美

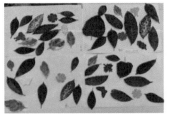
團體創作

注意事項：§ 白膠不容易黏住葉片，也會沾到手，可以用厚的雙面膠帶取代。

　　　　　§ 長者不知如何撕下雙面膠帶，需要引導。

§ 葉子不要太細，以免操作困難。

§ 用肯定語氣回應參加者的努力。

§ 可以重複練習。

單元 18 環保插花

創作目標：§ 培養專注力　　§ 穩定情緒

　　　　　§ 手眼協調　　　§ 口語表達

　　　　　§ 小肌肉運動　　§ 人際互動

　　　　　§ 視覺刺激　　　§ 開發創意

　　　　　§ 嗅覺刺激　　　§ 培養美感

　　　　　§ 觸覺刺激　　　§ 自我欣賞

　　　　　§ 抒發心情　　　§ 體驗花的造型創作

材料準備：水果套、橡皮圈、容器、各式大小菊花、舊報紙。

活動時間：40分鐘（可視長者狀況調整時間長短）。

引起動機：欣賞季節的花，聞聞花的味道，分享對花的感受。

活動過程：1. 將報紙鋪在桌上。

　　　　　2. 把套好的花器分給長者。

　　　　　3. 把各種顏色的菊花一朵一朵插入有洞的花器裡。

　　　　　4. 完成後，調整花的位置直到滿意為止。

　　　　　5. 倒入一些水在花器裡。

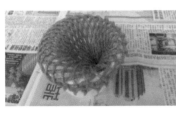

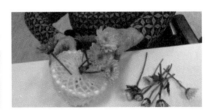

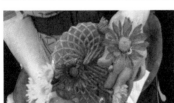

作品欣賞與表達感想：

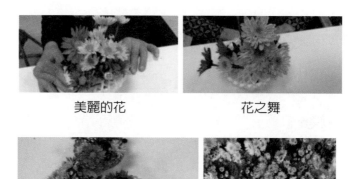

美麗的花　　　　　　　　花之舞

小團體造型　　　　　　　大團體造型

注意事項：§ 插完花以後再加水，避免打翻弄溼桌面。

　　　　　　§ 花的大小數量需配合花器與洞的大小。

　　　　　　§ 用肯定語氣回應參加者的努力。

　　　　　　§ 可以重複練習。

單元 19　玻璃彩繪

創作目標：§ 培養專注力　　　§ 口語表達

　　　　　§ 手眼協調　　　　§ 人際互動

　　　　　§ 小肌肉運動　　　§ 開發創意

　　　　　§ 視覺刺激　　　　§ 培養美感

　　　　　§ 抒發心情　　　　§ 自我欣賞

　　　　　§ 自我控制　　　　§ 體驗玻璃和塑膠質材的創作效果

　　　　　§ 穩定情緒

材料準備：各種瓶瓶罐罐的玻璃瓶和塑膠杯子或容器、廣告顏料、黑色油
　　　　　性筆、水彩筆、水、裝水容器、舊報紙、調色盤。

活動時間：40分鐘（可視長者狀況調整時間長短）。

引起動機：欣賞各式各樣瓶瓶罐罐的形狀，分享經驗與感覺。

活動過程：1.將報紙鋪在桌面上。

　　　　　2.將壓克力顏料調在調色盤上，可加一點水稀釋。

　　　　　3.使用彩色筆在罐子上構圖。

　　　　　4.塗上壓克力彩繪圖案。

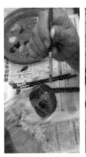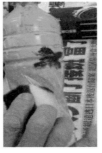

作品欣賞與表達感想：

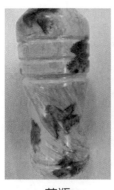 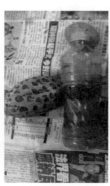 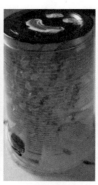 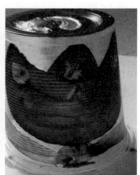

花瓶　　　　　彩虹　　　　　太陽花　　　　　鬱金香

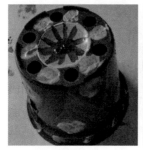 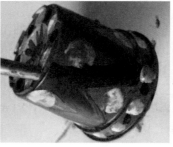

盆栽裝飾　　　　　　　　　　　　　　開心餅乾

注意事項：§ 壓克力顏料黏稠適中，較容易畫出圖案。

　　　　　§ 可以重複練習。

　　　　　§ 用肯定語氣回應參加者的努力。

單元 20　阿勃勒畫

創作目標：§ 培養專注力　　　§ 口語表達

§ 手眼協調　　　§ 人際互動

§ 放鬆心情　　　§ 開發創意

§ 小肌肉運動　　§ 培養美感

§ 視、覺刺激　　§ 自我欣賞

§ 自我控制　　　§ 體驗大自然媒材創作

§ 穩定情緒

材料準備：阿勃勒、壓克力顏料、水彩筆、盛水容器、舊報紙。

活動時間：40分鐘（可視長者狀況調整時間長短）。

引起動機：分享大自然各種形狀的植物種子。

活動過程：1.蒐集阿勃勒。

2.鋪上報紙。

3.用廣告顏料塗上阿勃勒，創造不同圖案。

4.創作直到滿意為止。

5.掛著吹乾，可以當裝飾品或風鈴。

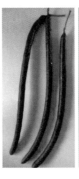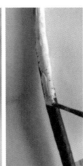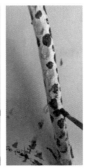

作品欣賞與表達感想：

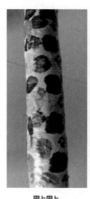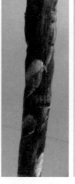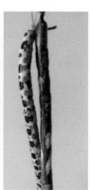

　　　　點點　　　　亂塗一通　　　相知相惜

注意事項：ʃ 用肯定語氣回應參加者的努力。

　　　　　　　ʃ 可以重複練習。

　　　　　　　ʃ 尊重不同創作方式。

節慶篇

單元 21　紅包魚

創作目標：§ 培養專注力　　　　§ 人際互動

　　　　　§ 手眼協調　　　　　§ 開發創意

　　　　　§ 小肌肉運動　　　　§ 培養美感

　　　　　§ 視覺刺激　　　　　§ 自我欣賞

　　　　　§ 抒發心情　　　　　§ 感受年節氣氛

　　　　　§ 穩定情緒　　　　　§ 體驗多媒材創作效果

　　　　　§ 口語表達

材料準備：紅包袋、貼紙、裝飾眼睛、過期報紙、白膠、打洞器、金蔥鐵絲。

活動時間：40分鐘（可視長者狀況調整時間長短）。

引起動機：分享過年有關紅包的經驗，如何把紅包變成魚。

活動過程：1. 在紅包袋上方打一個洞。

　　　　　2. 將貼紙貼在紅包袋上，前後雙面都貼上。

　　　　　3. 將紙片撕成碎片，再揉成小球裝入紅包袋。

　　　　　4. 把裝飾眼睛貼在紅包袋前面的上方位置。

　　　　　5. 在紅包袋上打洞的位置穿入金蔥鐵絲，再轉成圓圈做為掛勾。

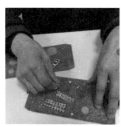 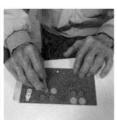 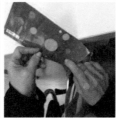 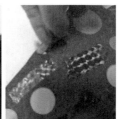

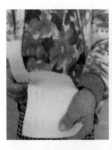
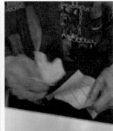
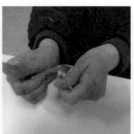
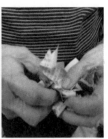

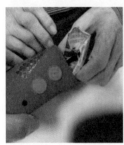
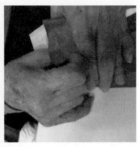

作品欣賞與表達感想：

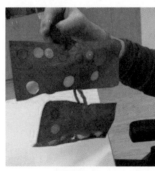

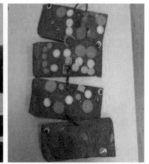

　　　　喜氣洋洋　　　　　　　　串串魚兒

注意事項：§ 過程較為複雜，需要一步步完成。

　　　　　§ 可以重複練習。

　　　　　§ 尊重不同創作風格。

　　　　　§ 用肯定語氣回應參加者的努力。

　　　　　§ 可以重複練習。

單元 22　母親節卡片

創作目標：§ 培養專注力　　　§ 口語表達

　　　　　§ 手眼協調　　　　§ 人際互動

　　　　　§ 小肌肉運動　　　§ 開發創意

　　　　　§ 視覺刺激　　　　§ 培養美感

　　　　　§ 自我感受　　　　§ 表達感謝

　　　　　§ 抒發心情　　　　§ 自我欣賞

　　　　　§ 穩定情緒　　　　§ 感受母親節氣氛

材料準備：西卡紙、彩色筆、康乃馨花、透明膠帶（台）、白膠、愛心

　　　　　卡、各式母親節圖片。

活動時間：40分鐘（可視長者狀況調整時間長短）。

引起動機：贈送每位住民一朵康乃馨，分享母親節心情和感受。

活動過程：1.將數朵乾燥花（康乃馨）用白膠自由排列黏貼在西卡紙上。

　　　　　2.選取幾張有關母親節的圖片或祝福語貼在紙上。

　　　　　3.在其他空白位置自由畫上裝飾、圖畫或是寫字。

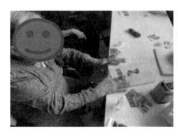
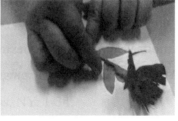

作品欣賞與表達感想：

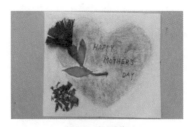

媽媽我愛您

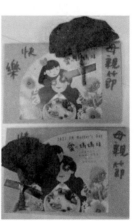

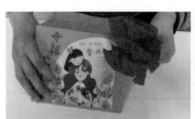

母親節快樂

注意事項：§用肯定語氣回應參加者的努力。

　　　　　§可以重複練習。

單元 23　康乃馨花

創作目標：§ 培養專注力　　　§ 口語表達

§ 手眼協調　　　§ 人際互動

§ 小肌肉運動　　§ 開發創意

§ 視覺刺激　　　§ 培養美感

§ 自我感受　　　§ 自我欣賞

§ 抒發心情　　　§ 表達感謝

§ 穩定情緒　　　§ 感受母親節氣氛

材料準備：各種顏色皺紋紙、口紅膠、金蔥鐵絲、剪刀。

活動時間：40分鐘（可視長者狀況調整時間長短）。

引起動機：播放母親節歌曲，並分享感受心情。

活動過程：1. 剪下約10-12公分紅色或紫色的皺紋紙約5張，在邊邊剪出鋸齒狀。

2. 將皺紋紙5張疊好，前後摺起來。

3. 使用一段金蔥鐵絲在中間位置固定。

4. 將皺紋紙一片片分開往上調整成花瓣。

5. 用綠色皺紋紙做出花托。

6. 用綠色皺紋紙繼續環繞整個枝幹到底為止。

7. 貼上紙葉片和修剪整理。

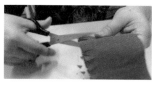
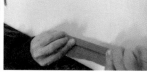
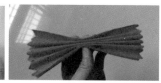
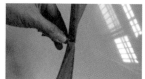
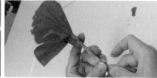
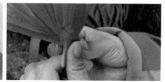

作品欣賞與表達感想：

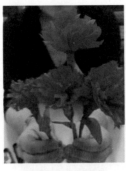 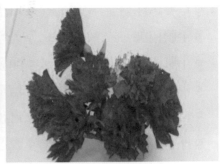

　　　美麗的康乃馨　　　　　　　送給媽媽們

注意事項：§ 第一次不熟悉製作的長者需要協助。

　　　　　§ 需要協助如何捲皺紋紙緞帶。

　　　　　§ 用肯定語氣回應參加者的努力。

　　　　　§ 可以重複練習。

單元 24　鞭炮製作

創作目標：♪ 培養專注力　　　♪ 口語表達

　　　　　♪ 手眼協調　　　　♪ 人際互動

　　　　　♪ 小肌肉運動　　　♪ 開發創意

　　　　　♪ 視覺刺激　　　　♪ 培養美感

　　　　　♪ 自我感受　　　　♪ 自我欣賞

　　　　　♪ 抒發心情　　　　♪ 感受年節氣氛

　　　　　♪ 穩定情緒　　　　♪ 體驗多媒材創作效果

材料準備：各種顏色色紙、口紅膠、金色膠帶、剪刀。

活動時間：40分鐘（可視長者狀況調整時間長短）。

引起動機：播放過年歌曲，再猜猜歌曲名稱，聯想節日的情景，並分享感受心情。

活動過程：1. 把色紙剪成2-3公分長條，每人大約20條。

　　　　　2. 把色紙捲成圓圈狀，頭尾用口紅膠黏起來。

　　　　　3. 將第2條色紙穿入圓圈狀的色紙中，再捲起來，將頭尾用口紅膠黏起來。

　　　　　4. 依序完成10條一長串的作品2組。

　　　　　5. 使用一張色紙，在菱形上寫下春和福字。

　　　　　6. 把春和福字倒放，使用膠帶黏起來。

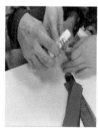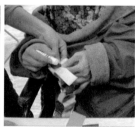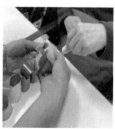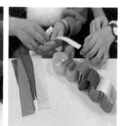

作品欣賞與表達感想：

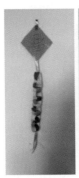 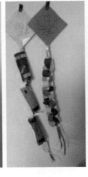 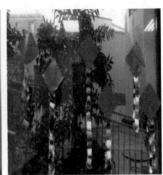

春到　　　福到　　　　　喜氣洋洋

注意事項：∮ 第一次不熟悉製作的長者需要協助。

∮ 可以分二次完成。

∮ 用肯定語氣回應參加者的努力。

∮ 可以重複練習。

單元 25　春聯製作

創作目標：§ 培養專注力　　　§ 口語表達

　　　　　§ 手眼協調　　　　§ 人際互動

　　　　　§ 小肌肉運動　　　§ 開發創意

　　　　　§ 視覺刺激　　　　§ 培養美感

　　　　　§ 自我感受　　　　§ 自我欣賞

　　　　　§ 抒發心情　　　　§ 感受年節氣氛

　　　　　§ 穩定情緒　　　　§ 體驗多媒材創作效果

材料準備：牛年圖畫紙、彩色筆、已經完成的鞭炮、金蔥鐵絲。

活動時間：40分鐘（可視長者狀況調整時間長短）。

引起動機：欣賞各式春聯，猜猜12生肖謎語和分享年節心情感受。

活動過程：1. 用彩色筆塗上牛的圖案。

　　　　　2. 可以使用不同顏色畫不同部位。

　　　　　3. 塗上顏色後，寫下牛年行大運、Happy牛Year 2021、牛轉錢坤等字樣。

　　　　　4. 紙卡上方打洞，用金蔥鐵絲做提耳掛在牆上。

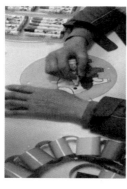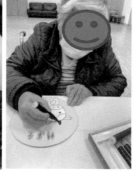

作品欣賞與表達感想：

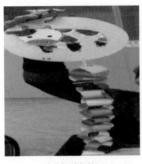
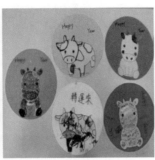
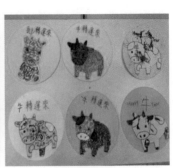

新年快樂　　　　　　牛轉錢坤　　　　　　牛轉運來

注意事項：§ 尊重不同畫畫作品的表達樣式。

§ 用肯定語氣回應參加者的努力。

§ 可以重複練習。

單元 26　鞭炮春聯

創作目標：§ 培養專注力　　§ 口語表達
　　　　　§ 手眼協調　　　§ 人際互動
　　　　　§ 小肌肉運動　　§ 開發創意
　　　　　§ 視覺刺激　　　§ 培養美感
　　　　　§ 自我感受　　　§ 自我欣賞
　　　　　§ 抒發心情　　　§ 感受年節氣氛
　　　　　§ 穩定情緒　　　§ 體驗多媒材創作效果

材料準備：各種顏色色紙、口紅膠、金蔥膠帶、簽字筆、剪刀。

活動時間：40分鐘（可視長者狀況調整時間長短）。

引導動機：欣賞年節裝飾品、分享喜歡的春聯對聯、玩猜字遊戲。

活動過程：1. 將色紙捲起來，頭尾用口紅膠黏住。

　　　　　2. 連續完成5-10個鞭炮。

　　　　　3. 將鞭炮頭尾用金色膠帶圈起來。

　　　　　4. 用金色膠帶把鞭炮一個一個連接起來成串。

　　　　　5. 在菱形色紙上寫下春字和福字。

　　　　　6. 用金色膠帶把春字或福字跟鞭炮連結起來。

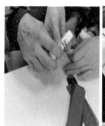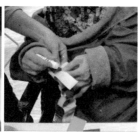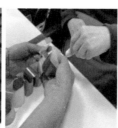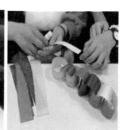

作品欣賞與表達感想：

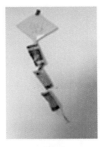 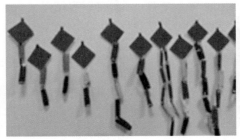 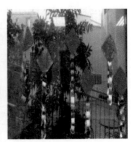

福到　　　　　　　　新年到、放鞭炮　　　　　　　春到

注意事項：§ 過程比較複雜需要幾次完成。

§ 用肯定語氣回應參加者的努力。

§ 可以重複練習。

單元 27　燈籠製作

創作目標：ϕ 培養專注力　　　ϕ 人際互動

　　　　　ϕ 手眼協調　　　　ϕ 開發創意

　　　　　ϕ 小肌肉運動　　　ϕ 培養美感

　　　　　ϕ 視覺刺激　　　　ϕ 自我欣賞

　　　　　ϕ 抒發心情　　　　ϕ 感受年節氣氛

　　　　　ϕ 穩定情緒　　　　ϕ 體驗多媒材創作效果

　　　　　ϕ 口語表達

材料準備：各種顏色A4影印紙、口紅膠、剪刀、包水果泡棉、金蔥鐵絲、皺紋紙、簽字筆、打洞器。

活動時間：40分鐘（可視長者狀況調整時間長短）。

引起動機：元宵節猜燈謎，分享元宵節吃湯圓經驗。

活動過程：1. 將A4色紙對摺剪成一條一條，但不能剪斷，需留2公分左右準備塗上口紅膠。

　　　　　2. 剪完把紙打開，反向捲起來，邊緣用口紅膠黏起來呈空心狀。

　　　　　3. 用一條長色紙貼在左右上方做成掛耳。

　　　　　4. 可用另一張不同A4影印紙捲起來，邊緣用口紅膠黏起來呈空心狀。

　　　　　5. 把2個捲筒一內一外組合在一起。

　　　　　6. 製作數個立體三角形。

　　　　　7. 把立體三角形以平均距離貼在紙筒上。

　　　　　8. 加上提帶。

　　　　　延伸：將粉彩紙摺成圓筒狀。

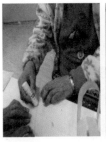
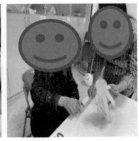

作品欣賞與表達感想：

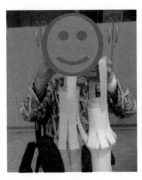
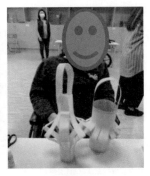

燈籠 　　　　　　　雙雙對對

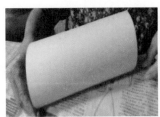
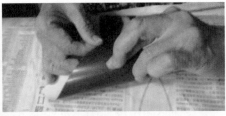

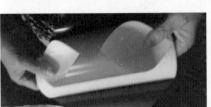
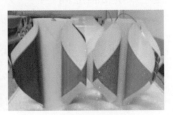

炫彩燈籠

注意事項：∮長者對捲起來的技術比較不熟悉，可以協助長者完成。

　　　　　∮創意泡棉燈籠製作過程較為複雜，長者需要協助。

　　　　　∮用肯定語氣回應參加者的努力。

　　　　　∮可以重複練習。

單元 28　粽子與香包

創作目標：§ 培養專注力　　　§ 人際互動

　　　　　§ 手眼協調　　　　§ 開發創意

　　　　　§ 小肌肉運動　　　§ 培養美感

　　　　　§ 視覺刺激　　　　§ 自我欣賞

　　　　　§ 抒發心情　　　　§ 感受年節氣氛

　　　　　§ 穩定情緒　　　　§ 體驗多媒材創作效果

　　　　　§ 口語表達

材料準備：水果包裝泡棉、色紙、口紅膠、尼龍繩、花布、緞帶、流蘇、
　　　　　針線、棉花。

活動時間：40分鐘（可視長者狀況調整時間長短）。

引起動機：欣賞端午節圖片或影片，分享端午節製作粽子的經驗。

活動過程：1. 將色紙黏成三角形或長方形，邊緣用口紅膠黏起來，注意必
　　　　　　　須留一邊開口。

　　　　　2. 將水果包裝泡棉撕成碎片。

　　　　　3. 將碎片裝入三角形或正方形色紙裡，開口用口紅膠黏住成為
　　　　　　　粽子形狀。

　　　　　4. 可以製作3-4個粽子。

　　　　　5. 用尼龍繩將粽子一一綁起來。

　　　　　延伸：可以用花布縫製香包加上裝飾。

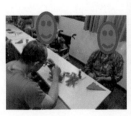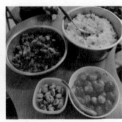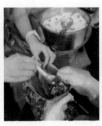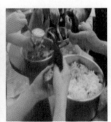

作品欣賞與表達感想：

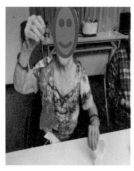 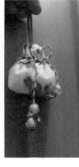 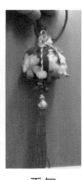 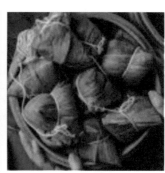

粽子風鈴　　　　香包　　　香包　　　　　燒肉粽

注意事項： §長者綁粽子時技術比較不熟悉，可予以協助。

§尊重不同形狀造型的粽子。

§能力較佳之長輩可以進行針線花布香包製作，但視力不佳和失智長者不適合，不可勉強。

§可以重複練習。

§用肯定語氣回應參加者的努力。

單元 29　恭喜發財塗色畫

創作目標：§ 培養專注力　　　　§ 口語表達

　　　　　§ 手眼協調　　　　　§ 人際互動

　　　　　§ 小肌肉運動　　　　§ 開發創意

　　　　　§ 視覺刺激　　　　　§ 培養美感

　　　　　§ 自我感受　　　　　§ 自我欣賞

　　　　　§ 抒發心情　　　　　§ 感受年節氣氛

　　　　　§ 穩定情緒　　　　　§ 體驗多媒材創作效果

材料準備：蠟筆、春節大字圖畫紙、舊報紙、打洞器、金蔥鐵絲。

活動時間：40分鐘（可視長者狀況調整時間長短）。

引起動機：聽有關春節恭喜發財音樂、唱歌、玩拜年接龍遊戲，分享過年

　　　　　經驗與心情。

活動過程：1. 將舊報紙鋪在桌面上。

　　　　　2. 介紹春、福、新年快樂和恭喜發財字樣。

　　　　　3. 選取喜歡的蠟筆，開始在字裡塗上顏色。

　　　　　4. 可以更換不同蠟筆顏色。

　　　　　5. 完成後在大紙上方打洞，並加上金蔥鐵絲。

　　　　　6. 可以延伸塗上鳥、花、水果等圖案。

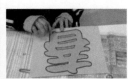
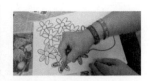
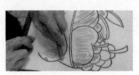
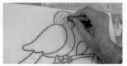

作品欣賞與表達感想：

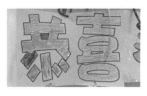 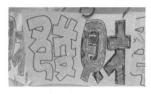 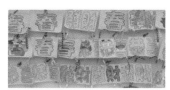

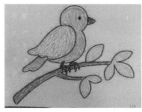 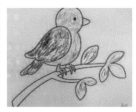 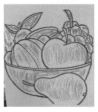 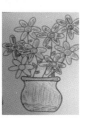

　　快樂鳥　　　　　　彩色鳥　　　　好吃的水果　　美麗的花朵

注意事項：§畫畫時，盡量控制在字體內的位置。

　　　　　　§尊重不同的創作方式。

　　　　　　§用肯定語氣回應參加者的努力。

　　　　　　§可以重複練習。

抽象篇

單元 30　版畫

創作目標：§培養專注力　　　§口語表達

　　　　　　§手眼協調　　　　§人際互動

　　　　　　§大小肌肉運動　　§開發創意

　　　　　　§視覺刺激　　　　§培養美感

　　　　　　§抒發心情　　　　§自我欣賞

　　　　　　§自我控制　　　　§體驗多媒材創作效果

　　　　　　§穩定情緒

材料準備：瓦楞紙、剪刀、圖畫紙、壓克力顏料、大調色盤、舊報紙、水、裝水容器。

活動時間：40分鐘（可視長者狀況調整時間長短）。

活動過程：1.將舊報紙鋪在桌面上。

　　　　　2.在紙板上畫出各種形狀並剪下。

　　　　　3.將壓克力顏料倒入調色盤。

　　　　　4.將雕刻好的紙板用滾筒上下左右塗上壓克力顏料。

　　　　　5.將紙板移開即成為圖案。

　　　　　6.繼續使用不同材料進行創作。

　　　　　7.可隨意創作各種圖案直到滿意為止。

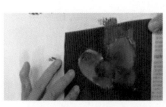
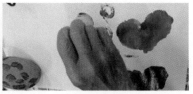

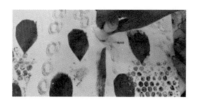

作品欣賞與表達感想：

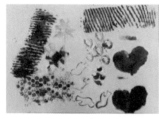
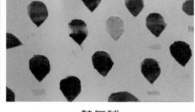

愛心與花　　　　　　　　熱氣球

注意事項：∮注意壓克力顏料不可太黏稠，以免附著在紙上不易取下。

　　　　　∮用肯定語氣回應參加者的努力。

　　　　　∮可以重複練習。

單元 31　3D 畫

創作目標：§ 培養專注力　　　　§ 口語表達

　　　　　§ 手眼協調　　　　　§ 人際互動

　　　　　§ 放鬆心情　　　　　§ 開發創意

　　　　　§ 小肌肉運動　　　　§ 培養美感

　　　　　§ 視覺刺激　　　　　§ 自我欣賞

　　　　　§ 自我控制　　　　　§ 體驗形狀交錯和塗色的3D創意

　　　　　§ 穩定情緒

材料準備：鉛筆、色鉛筆、橡皮擦、圖畫紙、彩色筆、水彩、蠟筆、盛水容器、水彩筆。

活動時間：40分鐘（可視長者狀況調整時間長短）。

引起動機：欣賞藝術家抽象作品並分享心得。

活動過程：1. 畫出2個大小瓶子或杯子。

　　　　　2. 再繼續於2個瓶子中間畫出幾個長方形，或是將正方形框起來。

　　　　　3. 在線條內塗上水彩。

　　　　　4. 延伸在圖畫紙上畫出一隻手的形狀，再以不同角度重疊畫一次。

　　　　　5. 在交錯的線條內塗上水彩（或是色鉛筆、彩色筆、蠟筆）。

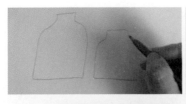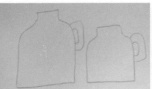

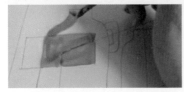

作品欣賞與表達感想：

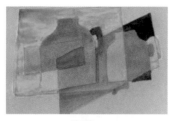

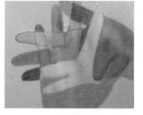

出軌　　　　　　　　　　抓住

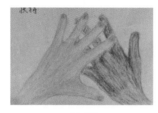

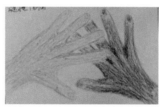

扶持　　　　　　　　　掩飾傷痛

注意事項：ϕ用肯定語氣回應參加者的努力。

　　　　　ϕ可以重複練習。

　　　　　ϕ尊重不同創作形式。

單元 32　滾球畫

創作目標：§ 培養專注力　　　　§ 口語表達

　　　　　§ 手眼協調　　　　　§ 人際互動

　　　　　§ 放鬆心情　　　　　§ 開發創意

　　　　　§ 小肌肉運動　　　　§ 培養美感

　　　　　§ 視覺刺激　　　　　§ 自我欣賞

　　　　　§ 自我控制　　　　　§ 體驗球體的創作效果

　　　　　§ 穩定情緒

材料準備：乒乓球、輕的塑膠球、水彩、調色盤、報紙、圖畫紙。

活動時間：40分鐘（可視長者狀況調整時間長短）。

引起動機：討論各種球的種類和功用，分享周圍環境看到跟球有關的東西。

活動過程：1.將報紙鋪在桌面上。

　　　　　2.將報紙邊緣都摺出約3公分的邊。

　　　　　3.將喜歡的廣告顏料調在調色盤上。

　　　　　4.拿一顆乒乓球放在調色盤上上色。

　　　　　5.再把乒乓球放在圖畫紙上，上下左右輕輕移動。

　　　　　6.觀察球跑來跑去和線條顏色的變化。

　　　　　7.直到整個圖畫紙塗上顏色為止。

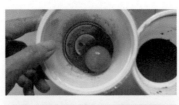
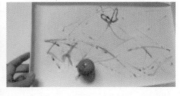
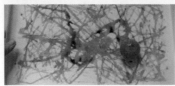

作品欣賞與表達感想：

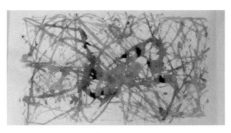

隨心所欲

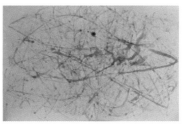

鴨子

注意事項： ∮顏料黏稠適中較易流動。

∮可以加2個球或是不同的球體，製作不同效果。

∮可以重複練習。

∮用肯定語氣回應參加者的努力。

∮球體不可太小，留意失智長輩勿放入口中。

單元 33　拉線畫

創作目標：§ 培養專注力　　　　§ 口語表達

　　　　　§ 手眼協調　　　　　§ 人際互動

　　　　　§ 放鬆心情　　　　　§ 開發創意

　　　　　§ 小肌肉運動　　　　§ 培養美感

　　　　　§ 視覺刺激　　　　　§ 自我欣賞

　　　　　§ 自我控制　　　　　§ 體驗拉線的創作效果

　　　　　§ 穩定情緒

材料準備：麻線、水彩、調色盤、報紙、圖畫紙。

活動時間：40分鐘（可視長者狀況調整時間長短）。

引起動機：討論各種線的種類和功用，分享周圍環境看到跟線條類似的東西。

活動過程：1. 將報紙鋪在桌面上。

　　　　　2. 將喜歡的廣告顏料調在調色盤上。

　　　　　3. 用一條約15公分的麻線沾上顏料。

　　　　　4. 把線放在圖畫紙上，上下左右輕輕移動。

　　　　　5. 可以再沾上不同顏色重複練習。

　　　　　6. 觀察線條顏色的變化。

　　　　　7. 直到整個圖畫紙塗上顏色為止。

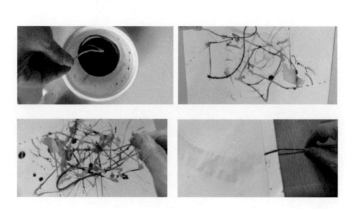

作品欣賞與表達感想：

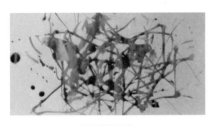

星球運轉

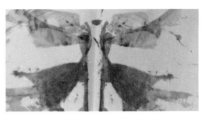

蝶之舞

注意事項：∮顏料黏稠適中較易流動。

　　　　　∮可以將線放在圖畫紙中間，把圖畫紙對摺後，再把線抽出來

　　　　　　創作不同效果。

　　　　　∮可以重複練習。

　　　　　∮用肯定語氣回應參加者的努力。

單元 34　刷印畫

創作目標：§ 培養專注力　　　§ 口語表達

　　　　　§ 手眼協調　　　　§ 人際互動

　　　　　§ 大小肌肉運動　　§ 開發創意

　　　　　§ 視覺刺激　　　　§ 培養美感

　　　　　§ 抒發心情　　　　§ 自我欣賞

　　　　　§ 自我控制　　　　§ 體驗刷印多元媒材畫創作效果

　　　　　§ 穩定情緒

材料準備：氣泡袋、大小滾筒、各種模型、水果包裝紙、牙刷、洗碗菜瓜布、圖畫紙、壓克力顏料、大調色盤、舊報紙、水、裝水容器。

活動時間：40分鐘（可視長者狀況調整時間長短）。

活動過程：1. 將舊報紙鋪在桌面上。

　　　　　2. 將洗碗菜瓜布和水果包裝紙剪成適當大小。

　　　　　3. 將壓克力顏料倒入調色盤。

　　　　　4. 使用海綿進行創作。

　　　　　5. 使用氣泡袋進行創作。

　　　　　6. 繼續使用大小滾筒等進行創作。

　　　　　7. 可隨意創作各種圖案直到滿意為止。

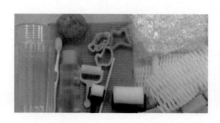 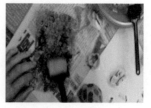

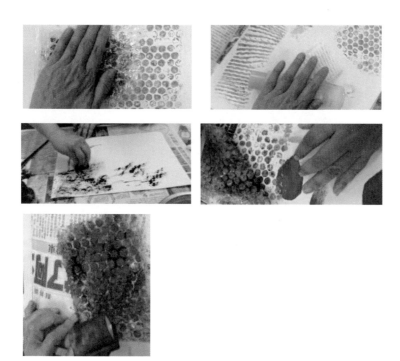

作品欣賞與表達感想：

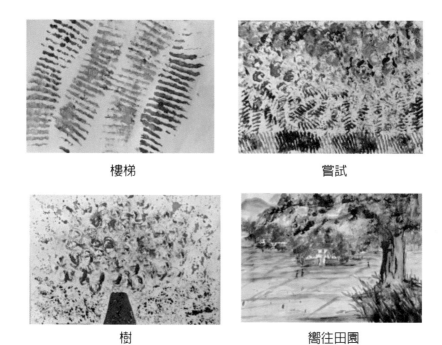

樓梯　　　　　　　　　　　　　嘗試

樹　　　　　　　　　　　　　嚮往田園

注意事項：§ 注意壓克力顏料不可太黏稠，以免附著在紙上不易取下。

　　　　　　§ 用肯定語氣回應參加者的努力。

　　　　　　§ 可以重複練習。

單元 35　原子筆畫

創作目標：§ 培養專注力　　　§ 口語表達

　　　　　§ 手眼協調　　　　§ 人際互動

　　　　　§ 靜心與放鬆心情　§ 開發創意

　　　　　§ 小肌肉運動　　　§ 培養美感

　　　　　§ 視覺刺激　　　　§ 自我欣賞

　　　　　§ 自我控制　　　　§ 體驗原子筆創作效果

　　　　　§ 穩定情緒

材料準備：原子筆、素描簿。

活動時間：40分鐘（可視長者狀況調整時間長短）。

引起動機：分享原子筆書寫經驗和欣賞素描創作。

活動過程：1. 坐在舒服的位置放鬆心情。

　　　　　2. 用原子筆在素描簿上自由聯想。

　　　　　3. 隨心畫各種線條，從簡單開始到複雜，例如：葉形、心形、
　　　　　　 圓形、水滴形、樹、花、草等不受限制。

　　　　　4. 可以重複的畫。

　　　　　5. 把有感受的線條加深顏色。

　　　　　6. 可以使用不同顏色重複練習

　　　　　7. 觀察線條顏色的變化。

　　　　　8. 直到整個圖畫紙塗上顏色為止。

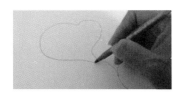
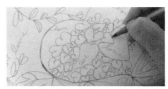

作品欣賞與表達感想：

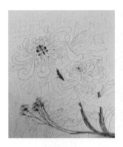 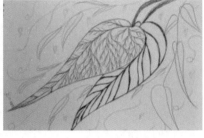

果實　　　　　　　　　秋之葉

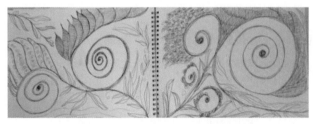

鳥之眼　　　　　　　野之蕨

注意事項：§ 注意原子筆大小須適合長者使用。

　　　　　§ 可以重複練習。

　　　　　§ 用肯定語氣回應參加者的努力。

單元 36 色鉛筆畫

創作目標：§ 培養專注力　　　§ 口語表達

　　　　　§ 手眼協調　　　　§ 人際互動

　　　　　§ 靜心與放鬆心情　§ 開發創意

　　　　　§ 小肌肉運動　　　§ 培養美感

　　　　　§ 視覺刺激　　　　§ 自我欣賞

　　　　　§ 自我控制　　　　§ 體驗不同質感筆的創作效果

　　　　　§ 穩定情緒

材料準備：鉛筆、粗簽字筆、色鉛筆、橡皮擦、素描簿。

活動時間：40分鐘（可視長者狀況調整時間長短）。

引起動機：分享原子筆書寫經驗和欣賞素描創作。

活動過程：1. 坐在舒服的位置放鬆心情。

　　　　　2. 用鉛筆在素描簿上自由聯想。

　　　　　3. 隨心畫出各種線條，從簡單到複雜，例如：葉形、心形、圓形、水滴形、樹、花、草等不受限制。

　　　　　4. 可以重複的畫。

　　　　　5. 用粗簽字筆描邊加深顏色。

　　　　　6. 可以使用不同顏色重複練習

　　　　　7. 觀察線條顏色的變化。

　　　　　8. 使用色鉛筆塗上顏色。

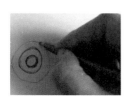 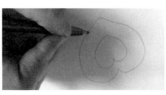 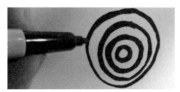

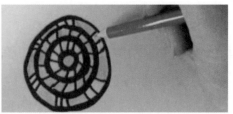

作品欣賞與表達感想：

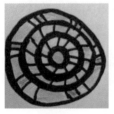

車輪餅

心圓

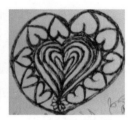

葉心

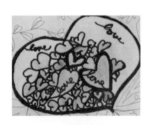

99個心

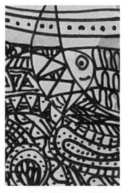

魚

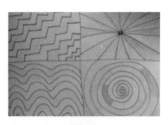

線條

注意事項：　§ 注意鉛筆和色鉛筆須適合長者使用。

　　　　　　§ 畫錯可以用橡皮擦擦掉，再重複練習。

　　　　　　§ 尊重不同創作方式。

　　　　　　§ 用肯定語氣回應參加者的努力。

單元 37 亮片玻璃

創作目標： ◊ 培養專注力　　　　◊ 穩定情緒

　　　　　 ◊ 手眼協調　　　　　◊ 口語表達

　　　　　 ◊ 放鬆心情　　　　　◊ 人際互動

　　　　　 ◊ 小肌肉運動　　　　◊ 開發創意

　　　　　 ◊ 視覺刺激　　　　　◊ 培養美感

　　　　　 ◊ 觸覺刺激　　　　　◊ 自我欣賞

　　　　　 ◊ 自我控制　　　　　◊ 體驗亮片的創作效果

材料準備：各種亮片、玻璃瓶、保麗龍膠、報紙、空瓶子、彩色膠帶。

活動時間：40分鐘（可視長者狀況調整時間長短）。

引起動機：欣賞各種亮亮的項鍊或裝飾品，分享心情感受。

活動過程：1. 將報紙鋪在桌面上。

　　　　　2. 可在瓶子上簡單畫出圖案

　　　　　3. 將保麗龍膠沿著瓶子表面塗抹，稍微吹乾。

　　　　　4. 將亮片一一貼在保麗龍膠上，並觀察圖案和顏色的變化。

　　　　　5. 直到裝飾好整個瓶子。

　　　　　6. 將彩色膠帶剪一小段，開始在瓶子邊緣繞圈圈包起來，可以
　　　　　　 換顏色。

　　　　　7. 觀察顏色和造型，直到瓶子都黏上膠帶為止。

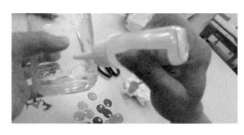 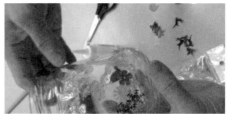

作品欣賞與表達感想：

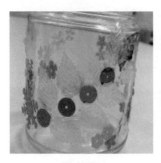
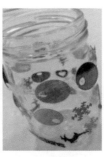
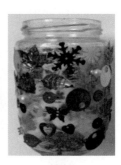

裝飾瓶　　　　　　　亮晶晶　　　　　　　筆筒

注意事項：§ 依據長者能力，盡量使用大亮片。

§ 珠子容易誤食，不提供失智長輩使用。

§ 作品可以當筆筒或花器。

§ 尊重不同造形創作。

§ 可以重複練習。

§ 用肯定語氣回應參加者的努力。

單元38　滴流彩繪

創作目標：§培養專注力　　　　§口語表達
　　　　　§手眼協調　　　　　§人際互動
　　　　　§放鬆心情　　　　　§開發創意
　　　　　§小肌肉運動　　　　§培養美感
　　　　　§視覺刺激　　　　　§自我欣賞
　　　　　§自我控制　　　　　§體驗流彩混搭的創作效果
　　　　　§穩定情緒

材料準備：圖畫紙、壓克力或水彩（或流彩顏料）、水彩筆、報紙、紙杯、盛水容器、畫布。

活動時間：40分鐘（可視長者狀況調整時間長短）。

引起動機：觀察牛奶加紅茶或咖啡的變化，嘗試喝奶茶和咖啡加奶，並分享感受。

活動過程：1.將報紙鋪在桌面上。

　　　　　2.選取幾種喜歡的壓克力顏色，分別一點一點倒進另一個紙杯裡。

　　　　　3.把顏料一一滴入圖畫紙上做觀察。

　　　　　4.繼續滴畫或潑灑，可以上下左右慢慢移動，觀察顏色的變化。

　　　　　5.直到整個畫布充滿顏色為止。

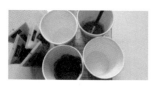
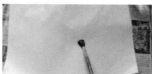
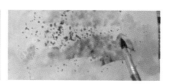
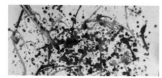
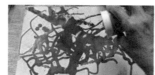
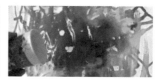

作品欣賞與表達感想：

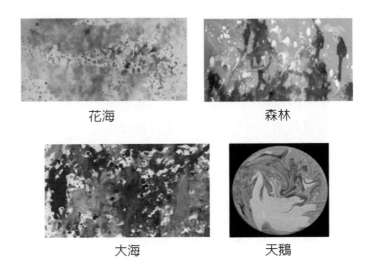

花海 　　　　　　　　森林

大海 　　　　　　　　天鵝

注意事項：ﾟ 壓克力顏料黏稠適中較易流動。

　　　　　ﾟ 可以加上細胞劑，產生細胞圖案效果。

　　　　　ﾟ 可以重複練習。

　　　　　ﾟ 用肯定語氣回應參加者的努力。

單元 39　形狀拼貼

創作目標：§ 培養專注力　　　§ 口語表達

　　　　　§ 手眼協調　　　　§ 人際互動

　　　　　§ 放鬆心情　　　　§ 開發創意

　　　　　§ 小肌肉運動　　　§ 培養美感

　　　　　§ 視覺刺激　　　　§ 自我欣賞

　　　　　§ 自我控制　　　　§ 體驗形狀空間組合的創意

　　　　　§ 穩定情緒

材料準備：各種形狀的色紙、圖畫紙、口紅膠。

活動時間：40分鐘（可視長者狀況調整時間長短）。

引起動機：欣賞生活中各式各樣的形狀線條和顏色。

活動過程：1.認識各種形狀，並選取喜歡的形狀做配對或組合。

　　　　　2.用口紅膠將組合的形狀貼上，可以自行調整更改組合。

　　　　　3.直到滿意為止。

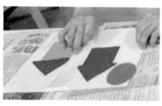
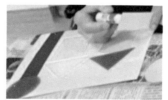
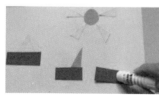
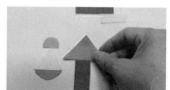

作品欣賞與表達感想：

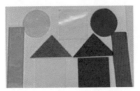

屋子

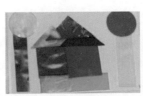

屋子和樹

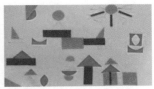

船、屋子、太陽

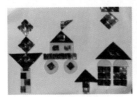

城堡車

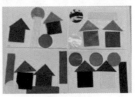

團體創作

注意事項：§ 用肯定語氣回應參加者的努力。

§ 可以重複練習。

§ 尊重不同創作形式。

§ 長者視力較差，形狀可以加大。

單元 40　吸管與棉花

創作目標：♪ 培養專注力　　　　♪ 口語表達

　　　　　♪ 手眼協調　　　　　♪ 人際互動

　　　　　♪ 放鬆心情　　　　　♪ 開發創意

　　　　　♪ 小肌肉運動　　　　♪ 培養美感

　　　　　♪ 視、觸覺刺激　　　♪ 自我欣賞

　　　　　♪ 自我控制　　　　　♪ 體驗多元媒材創作

　　　　　♪ 穩定情緒

材料準備：吸管、棉花、棉花棒、剪刀、各種顏色圖畫紙、壓克力顏料、
　　　　　調色盤、水彩筆、盛水容器、舊報紙。

活動時間：40分鐘（可視長者狀況調整時間長短）。

引起動機：分享吸管、棉花、棉花棒的功能與使用經驗。

活動過程：1.將吸管一端剪成開花形狀。

　　　　　2.沾上喜歡的壓克力顏料，在圖畫紙上隨意點畫成花的樣式，
　　　　　　可以加壓慢慢點，直到布滿圖畫紙。

　　　　　3.用棉花沾綠色顏料，沾畫成綠葉感覺。

　　　　　延伸：使用棉花棒點畫花心，直到滿意為止。

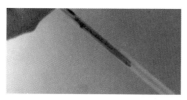
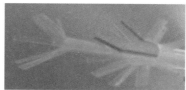
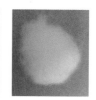
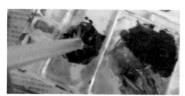
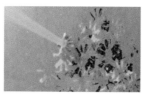
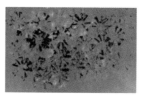

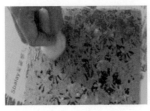 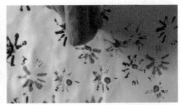

作品欣賞與表達感想：

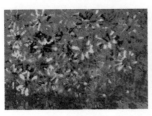 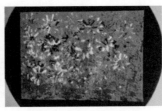 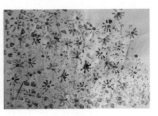

花之舞　　　　　　　　　　　　　　　　　　輕盈

注意事項：§ 用肯定語氣回應參加者的努力。

　　　　　§ 可以重複練習。

　　　　　§ 尊重不同創作方式。

單元 41　符號與塗鴉

創作目標：§ 培養專注力　　　　§ 口語表達

　　　　　§ 手眼協調　　　　　§ 人際互動

　　　　　§ 放鬆心情　　　　　§ 開發創意

　　　　　§ 視覺刺激　　　　　§ 培養美感

　　　　　§ 小肌肉運動　　　　§ 自我欣賞

　　　　　§ 自我控制　　　　　§ 體驗自由聯想的創意

　　　　　§ 穩定情緒

材料準備：粗鉛字筆、圖畫紙、彩色筆。

活動時間：40分鐘（可視長者狀況調整時間長短）。

引起動機：欣賞生活環境中各式各樣簡單圖案並發表感想。

活動過程：1. 介紹各種不同簡單符號，例如：星形、圓形、花形、長方
　　　　　　 形、海浪形狀等。

　　　　　2. 用簽字筆在紙上隨意畫出各種符號，不必拘泥於形式。

　　　　　3. 再使用彩色筆塗上顏色。

　　　　　4. 可以重複練習直到滿意為止。

　　　　　5. 塗鴉畫可以任意在圖畫紙上畫線條，假裝坐飛機旅行，或是
　　　　　　 想像樹根、發芽等。

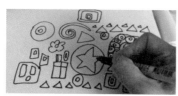 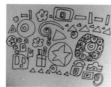 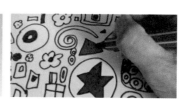

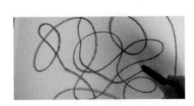
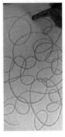

作品欣賞與表達感想：

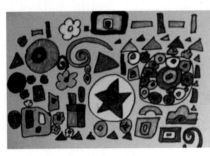
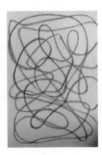
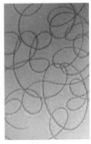

印象派　　　　　　　隨心　　　　　樹根

注意事項：§ 用肯定語氣回應參加者的努力。

§ 可以重複練習。

§ 尊重不同創作形式。

單元 42　彩色膠帶造型

創作目標：⸮ 培養專注力　　⸮ 穩定情緒

　　　　　⸮ 手眼協調　　　⸮ 口語表達

　　　　　⸮ 放鬆心情　　　⸮ 人際互動

　　　　　⸮ 小肌肉運動　　⸮ 開發創意

　　　　　⸮ 視覺刺激　　　⸮ 培養美感

　　　　　⸮ 觸覺刺激　　　⸮ 自我欣賞

　　　　　⸮ 自我控制　　　⸮ 體驗彩色膠帶的創作效果

材料準備：報紙、空瓶子、各種彩色膠帶、粗麻繩、剪刀。

活動時間：40分鐘（可視長者狀況調整時間長短）。

引起動機：欣賞各種花瓶，分享心情感受。

活動過程：1. 將報紙鋪在桌面上。

　　　　　2. 將彩色膠帶剪一小段，然後開始在瓶子邊緣繞圈圈包起來，可以換顏色。

　　　　　3. 觀察顏色和造型，直到瓶子都黏上膠帶為止。

　　　　　4. 可以加上麻繩環繞黏上或綁緊。

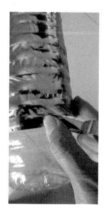

作品欣賞與表達感想：

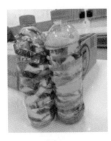
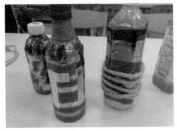
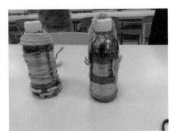

雙子星   瓶瓶罐罐   吊飾瓶

注意事項：§金色膠帶和麻繩可以先剪出幾小段，比較容易操作。

§作品可以當樂器。

§尊重不同造形創作。

§可以重複練習。

§用肯定語氣回應參加者的努力。

懷舊篇

單元 43 書法國畫

創作目標：§ 懷舊情懷　　　§ 口語表達

　　　　　§ 培養專注力　　§ 詩詞懷舊

　　　　　§ 手眼協調　　　§ 人際互動

　　　　　§ 小肌肉運動　　§ 開發創意

　　　　　§ 視覺刺激　　　§ 培養美感

　　　　　§ 抒發心情　　　§ 自我欣賞

　　　　　§ 穩定情緒

材料準備：舊報紙、圖畫紙、紅色壁報紙、宣紙、墨汁、廣告顏料、大小
　　　　　枝毛筆。

活動時間：40分鐘（可視長者狀況調整時間長短）。

引起動機：練習唐詩、宋詞或是欣賞書法作品，討論對書法的感受和分享
　　　　　經驗。

活動過程：1.將墨汁和廣告顏料倒在小杯子或小盤子裡。

　　　　　2.毛筆稍微沾溼後開始沾上墨水。

　　　　　3.自由想像發揮寫書法的創意。

　　　　　4.可以邊寫邊吟誦書法內容，加深印象。

　　　　　5.自由以國畫方式進行創作。

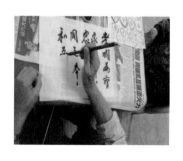

作品欣賞與表達感想：

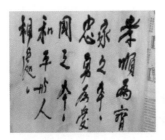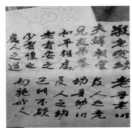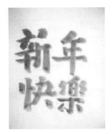

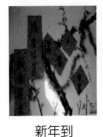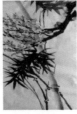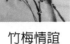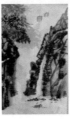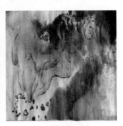

　新年到　　　竹梅情誼　　　遊山玩水　　　聯想彩墨

注意事項：§ 提供足夠的紙張。

　　　　　§ 依據長者需要剪裁紙張大小和使用毛筆大小。

　　　　　§ 用肯定語氣回應參加者的努力。

　　　　　§ 可以重複練習。

單元 44　泡棉裝飾

創作目標：§ 培養專注力　　§ 口語表達
　　　　　§ 手眼協調　　　§ 人際互動
　　　　　§ 放鬆心情　　　§ 開發創意
　　　　　§ 小肌肉運動　　§ 培養美感
　　　　　§ 視覺刺激　　　§ 自我欣賞
　　　　　§ 自我控制　　　§ 體驗水果包裝泡棉的創作效果
　　　　　§ 穩定情緒

材料準備：回收水果包裝泡棉、金蔥鐵絲、色紙、皺紋紙、打洞器。

活動時間：40分鐘（可視長者狀況調整時間長短）。

引起動機：欣賞各種吊飾。

活動過程：1.使用包水果的泡棉，將一頭用金蔥鐵絲固定（成為底部）。

　　　　　2.將一條金蔥鐵絲穿入泡棉中間，從泡棉上方往外向下摺再反轉。

　　　　　3.將往外摺的泡棉固定在金蔥鐵絲下方，把原來的底部往上推。

　　　　　4.再用金蔥鐵絲固定下方泡棉，成為球狀燈籠。

　　　　　5.在色紙雙面寫上祝福的話，並在上下方打洞（下方可加流蘇裝飾）。

　　　　　6.用金蔥鐵絲穿入洞的位置固定。

　　　　　7.將最上方金蔥鐵絲轉成小圈當掛耳。

　　　　　延伸：可以加第2個水果泡棉變化。

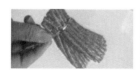
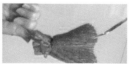

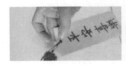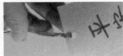

作品欣賞與表達感想：

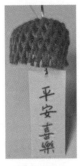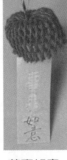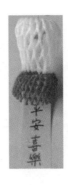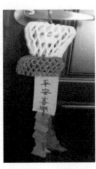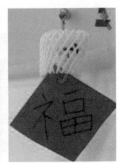

平安喜樂　　　萬事如意

注意事項：§ 長者對捲起來的技術比較不熟悉，可以協助長者完成。

　　　　　　§ 創意泡棉燈籠製作過程較為複雜，長者需要協助。

　　　　　　§ 用肯定語氣回應參加者的努力。

　　　　　　§ 可以重複練習。

單元 45　生命回顧

創作目標：§ 培養專注力　　§ 口語表達
　　　　　§ 手眼協調　　　§ 人際互動
　　　　　§ 放鬆心情　　　§ 開發創意
　　　　　§ 小肌肉運動　　§ 培養美感
　　　　　§ 視覺刺激　　　§ 自我肯定
　　　　　§ 自我控制　　　§ 回顧一生和反思
　　　　　§ 穩定情緒　　　§ 珍惜生命

材料準備：收集自己各個階段的照片（從幼兒期、兒童期、青少年期、成人期、中年期到目前高齡期等，若沒有不勉強，可以用畫的或以剪貼取代）、圖畫紙、釘書機、打洞機、雙面膠、口紅膠、彩色筆、裝飾膠帶。

活動時間：40分鐘（可視長者狀況調整時間長短）。

引起動機：分享各個時期的照片和感受。

活動過程：1. 將各個階段依據喜歡位置排在圖畫紙上。

　　　　　2. 用雙面膠或是口紅膠把照片、圖片黏起來。

　　　　　3. 用彩色筆畫上裝飾和寫下心得感受。

　　　　　4. 用釘書機（或打洞機）將數張完成的圖畫紙釘（穿線）起來，完成一本相簿。

　　　　　延伸：可以根據每個階段再進行細節的創作與分享。

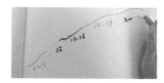
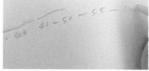
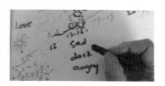
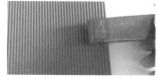
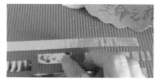

作品欣賞與表達感想：

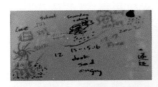 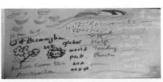

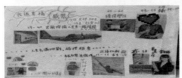 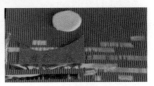

生命之旅

注意事項：§ 長者若無法寫字，可以口述代筆。

　　　　　　§ 用肯定語氣回應參加者的努力。

　　　　　　§ 若引發各種情緒反應，須盡量保持平靜或是安撫回應。

單元 46　愛的禮物

創作目標：§ 培養專注力　　　§ 口語表達

　　　　　§ 手眼協調　　　　§ 人際互動

　　　　　§ 放鬆心情　　　　§ 開發創意

　　　　　§ 小肌肉運動　　　§ 培養美感

　　　　　§ 視覺刺激　　　　§ 自我肯定

　　　　　§ 自我控制　　　　§ 珍惜現在

　　　　　§ 穩定情緒　　　　§ 表達感恩

材料準備：盒子、緞帶、包裝紙、剪刀、雙面膠、色紙、圖畫紙、彩色
　　　　　筆、碎紙。

活動時間：40分鐘（可視長者狀況調整時間長短）。

引起動機：分享人生最感恩的人、事、物與表達心意。

活動過程：1. 畫一張愛心或是喜歡的圖，寫上心情感受和對方名字。

　　　　　2. 用碎紙鋪在紙盒內。

　　　　　3. 將愛心或是圖剪下來，放在紙盒裡。

　　　　　4. 用包裝紙將紙盒包好，用緞帶爲盒子綁蝴蝶結。

　　　　　5. 角色扮演把想說的話說出來。

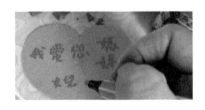

作品欣賞與表達感想：

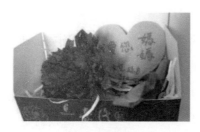

媽咪我愛您

注意事項：§用肯定語氣回應參加者的努力。

　　　　　　§若引發各種情緒反應，須盡量保持平靜或是安撫回應。

單元 47　客家花布包包

創作目標：§ 培養專注力　　　　§ 穩定情緒

　　　　　§ 手眼協調　　　　　§ 口語表達

　　　　　§ 放鬆心情　　　　　§ 人際互動

　　　　　§ 小肌肉運動　　　　§ 開發創意

　　　　　§ 視覺刺激　　　　　§ 培養美感

　　　　　§ 味覺刺激　　　　　§ 自我欣賞

　　　　　§ 自我控制　　　　　§ 體驗客家文化創作的效果

材料準備：客家拼布、粗針、線、剪刀、緞帶、珠針、扣子、粉筆（備用）。

活動時間：40分鐘（可視長者狀況調整時間長短）。

引起動機：欣賞各種拼布包包的造型和分享製作布料的生活經驗。

活動過程：1. 將拼布裁成手機袋的長方形，或是喜歡的小包包形狀，前後一長一短2塊（長的部分要製作蓋頭）。

　　　　　2. 將2小塊布一長一短反面對摺，衡量適當長短用珠針固定（或用粉筆畫線做記號），再用針線把3個邊（約1公分）用平針縫起來。

　　　　　3. 將縫好的布內外反摺。

　　　　　4. 再把蓋頭反摺，把邊緣縫起來（約1公分）。

　　　　　5. 把蓋頭反摺成正面。

　　　　　6. 可以縫上暗釦或緞帶（縫在2個對稱邊邊內）做背帶。

　　　　　7. 可以變化做雙面包包。

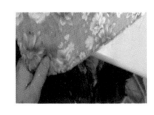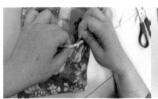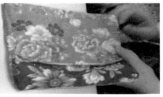

作品欣賞與表達感想：

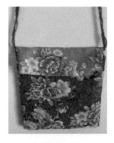
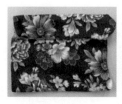
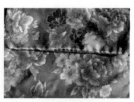

吊帶布包　　　　　雙面布包　　　　　單面布包

注意事項：§ 視力不佳和失智長輩不勉強進行。

　　　　　§ 針不可太細，須注意安全。

　　　　　§ 可以使用較明亮的線。

　　　　　§ 可以重複練習。

　　　　　§ 用肯定語氣回應參加者的努力。

單元 48　舉辦畫展

創作目標：§ 放鬆心情　　　§ 人際互動
　　　　　§ 視覺刺激　　　§ 開發創意
　　　　　§ 自我控制　　　§ 培養美感
　　　　　§ 穩定情緒　　　§ 自我肯定
　　　　　§ 口語表達　　　§ 表達心情感受

材料準備：展示場、印製邀請卡、音響、麥克風點心、飲料、桌椅、紙
　　　　　巾、紙杯、垃圾桶、吸管、獎狀。

活動時間：1-7天（視狀況調整天數長短）。

引起動機：分享最喜歡的作品與表達心情感受。

活動過程：1. 討論可展示作品空間、時間和受邀對象等。
　　　　　2. 讓長輩選取喜歡的作品展示。
　　　　　3. 邀請家屬（和對外開放展示）。
　　　　　4. 回顧活動影片與發表心情感受。
　　　　　5. 舉辦小小同樂會。
　　　　　6. 頒發每人一張獎狀。
　　　　　7. 每個長者發表感言。

護理之家作品展覽區

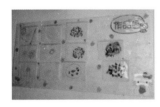 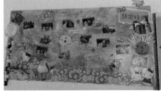 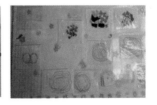

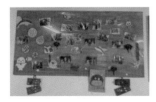 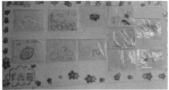 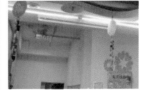

頒發獎狀

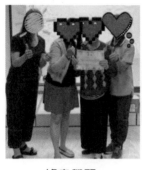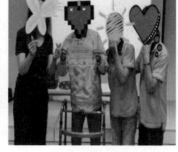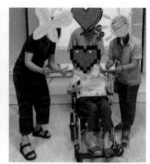

| 終身學習 | 自我肯定 | 我好棒 |

注意事項：　§ 用肯定語氣回應參加者的努力。

　　　　　　§ 頒發獎狀更能加深長者自我肯定，值得推廣。

　　　　　　§ 給自己愛的掌聲。

　　　　　　§ 有些長者平生第一次獲得獎狀，觀察反應是否拒絕或是非常
　　　　　　　高興。

　　　　　　§ 有些長者若不知如何表達感言，則不必勉強。

戶外篇

單元 49　參觀美術館

創作目標：§ 培養專注力　　　§ 口語表達
　　　　　§ 手眼協調　　　　§ 人際互動
　　　　　§ 放鬆心情　　　　§ 開發創意
　　　　　§ 小肌肉運動　　　§ 培養美感
　　　　　§ 視覺刺激　　　　§ 自我肯定
　　　　　§ 自我控制　　　　§ 體驗戶外活動的生活
　　　　　§ 穩定情緒

材料準備：車子接送、預約美術館導覽、茶水、點心、著輕鬆休閒服和運
　　　　　動鞋等。

活動時間：90分鐘（可視長者狀況調整時間長短）。

引起動機：事前討論和說明美術館訊息及準備活動。

活動過程：1. 集合或個別前往地方美術館（國立臺灣美術館）。
　　　　　2. 依序進入美術館並遵守規定。

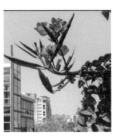
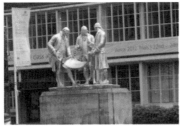
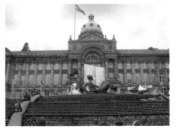
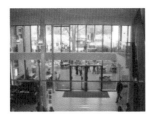
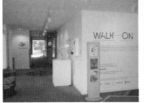
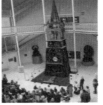

3. 欣賞和聆聽導覽介紹各種藝術作品。

4. 提供休息如廁時間和反饋雙向交流。

5. 在舒服寬闊場地喝水和吃點心，彼此分享心得感受。

注意事項：§ 可邀請家屬陪同，以便個別關懷。

§ 注意當天氣候及安全。

§ 用肯定語氣回應參加者的努力。

§ 身體不適者可以暫緩或休息。

§ 注意時間安排不宜太長。

單元 50　攝影與寫生

創作目標：§ 培養專注力　　　§ 穩定情緒

§ 手眼協調　　　　§ 口語表達

§ 放鬆心情　　　　§ 人際互動

§ 小肌肉運動　　　§ 開發創意

§ 五覺刺激（視、聽、§ 培養美感

嗅、味、觸）　　§ 自我欣賞

§ 自我控制　　　　§ 體驗戶外活動的生活

材料準備：手機（或照相機）、畫板、鉛筆、橡皮擦、圖畫紙、彩色筆、
水彩、蠟筆、盛水容器、水彩筆、車子接送、附近公園、茶
水、點心、著輕鬆休閒服和運動鞋等。

活動時間：90分鐘（可視長者狀況調整時間長短）。

引起動機：事前討論和說明公園場地訊息及準備活動。

活動過程：1. 集合或個別前往公園。

2. 安排陰涼處和舒服位置坐下。

3. 欣賞和分享對公園的感受。

4. 把喜歡的景色拍照或畫下來。

5. 提供休息如廁時間。

6. 在舒服寬闊場地喝水和吃點心，彼此分享心得感受。

作品欣賞與表達感想：

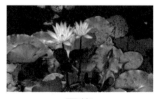 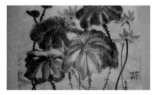 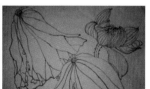

夏荷　　　　　　　　　蓮花

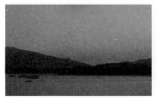

夕陽

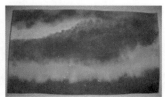

山嵐

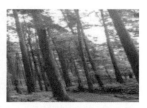

杉之林

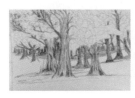

生之林

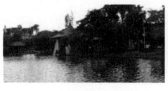

台中公園湖心亭

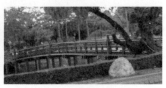

台中公園鵲橋

注意事項：§ 可邀請家屬陪同，以便個別關懷。

　　　　　　§ 注意當天氣候及安全。

　　　　　　§ 用肯定語氣回應參加者的努力。

　　　　　　§ 身體不適者可以暫緩或休息。

　　　　　　§ 注意時間安排不宜太長。

參考文獻

中文

王秀絨（2016）。藝術治療理論與實務。洪葉。

王怡菁、李宗派、林惠玉、何志鵬、蕭玉芬、林義盛（2017）。老人活動設計。華格那。

心理疾病診斷統計手冊第5版（DSM-5）（2013）。美國精神醫學會。

白明奇（2018）。松鼠之家——失智症大地。遠流。

李世代（2010）。活躍老化的理念與本質。社區發展季刊，132，59-72。

李宗派（2017）。老人的情緒與心理變化。老人活動設計。華格那。

何妍儀（2019）。樂齡教育中銀髮藝術之課程與教學。臺灣教育評論月刊，8(3)，128-143。

何長珠、陳柏君（2012）。表達性藝術治療。表達性藝術治療14講——悲傷諮商之良藥。五南。

吳明富（2010）。走進希望之門從藝術治療到藝術育療。張老師文化。

吳明富、徐玟伶（2016）。藝術治療工作坊媒材應用與創作指引。紅葉。

邢雅苹（2021）。社區銀髮族課程設計與帶領。PPT

林正祥、劉士嘉（2013）。台灣老人成功與活躍老化之健康餘命探討。台灣公共衛生雜誌，32(6), 562-575。doi: 10.6288/TJPH201332102078。

林惠玉（2016）。老人的生活環境。老人活動設計。華格那。

林麗惠（2006）。台灣高齡學習者成功老化之研究。人口學刊，33，133-70。

林佩宜、蔡宗儒、郭姿秀、羅彩綺、林端容（2020）。多元表達藝術治療運用於社區照顧成效探討——以台中市某社區式長照服務中心為例。銀照社區，你我共行。衛生福利部主辦，中華民國老人福利推動聯盟承

辦，2020年全國社區式長期照顧成果分享會（錄取優異），台大醫院發表。

林端容（2016）。案主中心藝術治療——憂鬱症者的療癒與蛻變。迦密。

林端容（2018）。高齡者團體藝術治療——失智症介入活動手冊。五南。

吳莉君（譯）（2021）。藝術家帶你玩上癮的畫畫課。（原作者Marion Deuchars）。原點。

范瓊方、吳武烈（2002）。治療師之藝術治療評估指引。（原作者 Brooke, S.L.）。五南。

胡馨瞳（2020）。日間照顧中心運用粉彩藝術團體活動對失智症老人問題行為改善之研究。弘光科技大學老人福利與長期照顧事業系（所）碩士論文。

莊秀美（2003）。預防照顧的概念及其相關課題。專題論述。file:///C:/Users/USER/Downloads/File_2609.pdf，瀏覽日期2021.05.07。

梅陳玉蟬、楊培珊（2006）。老人學。五南。

陳韋良、張耀文、高東煒（2017）。失智症之診斷與治療‧源遠護理，11(2)，12-17。

陳佩琪（2011）。社區老人參與表達性藝術團體之生命統整經驗研究。國立臺中教育大學諮商與應用心理學系碩士班碩士論文。

陳凌軒譯（2006）。從換幕到真實：戲劇治療的歷程、技巧與演出。原作者Renće Emunah (1994)。*Acting for Real: Drama Therapy Process, Technique, and Performance*。張老師文化。

施紅朱編制（2015）。破冰活動教戰手冊——破冰技巧。高雄福氣教會。http://www.tam.museum/astronomy/files/learning/20180116131956762.pdf

秦秀蘭（2014）。高齡活動設計理論與實務——律動能量團體動力。揚智。

衛福部（2015）。高齡社會白皮書。內政部。

教育部（2021）。樂齡學習中心工作手冊——樂齡學習系列教材7。

陳美蘭、洪櫻純（2015）。老人身心靈健康體驗活動設計。揚智。

梁翠梅（2009）。藝術治療——身心靈合一之道。華都。

溫芯寧、吳宏蘭、郭倩琳、劉紋妙（2015）。應用藝術創作改善長照機構老人憂鬱及提升自尊。護理暨健康照護研究，11(4)，267-276。

游麗裡、張淑美（2015）。老人團體活動設計。五南。

黎玲、張小元、張晶燕、李紅梅（2004）。藝術心理學。新文京。

蔡佳瑜（2018）。年度預防及延緩失能照護方案教育訓練。草屯療養院。https://www.ttpc.mohw.gov.tw/public/news/handouts/0e9ae9cc191c4cd229a52225ea153fd0.pdf

蕭玉芬（2017）。老人活動的規劃與設計。老人活動設計。華格那。

盧怡欣、郭玟伶、趙素絹、林麗味（2020）。戲劇治療於失智症照護之應用澄清。醫護管理雜誌，16(4)，73-78。

謝美芬，顏兆雄（2008）。失智症患者之行為精神症狀的處置。基層醫學，23(7)，203-208。

英文

Baltes, P. B., Baltes, M. M. (1990). Psychological perspectives on successful aging: the model of selective optimization with compensation. In: Baltes PB & Baltes MM, eds. *Successful Aging: Perspectives from the Behavioral Sciences*. Cambridge University Press, NY: 1-34.

Buchalter, S. I. (2011). *Art Therapy and Creative Coping Techniques for Older Adults*. JKP.

Chae, Joo Won. (2017). The effective of group art therapy in a community setting on parents living with a mental illness: Program evaluation approach. *Journal of the Australian and New Zealand Arts Therapy Association*, Vol. 12(1), pp78-87.

Dalley, T. (1987). *Handbook of Art Therapy*. New York: Guilford Press.

Erikson, E. H. (1980). *Identity and the lifecycle*. New York, NY: Norton.

Foks-Appelman, T.(2011). Draw Me a Picture: The Meaning of Children's Drawing and Play from the perspective of Analytic Psychology. Psychological Publishing Co., Ltd.

Hogan, S. (2001). *Healing Arts: The History of Art Therapy*. JKP

Keyes, M. F. (1983). *Inward journey: Art as therapy*. Lasalle, IL: Open Court.

Lin, D. R., Wang, Y. Y., & Chen, W. (2021). Research on improving the emotion and social relationship with elderly with dementia in expressive arts therapy. *Turkish Journal of Computer And Mathematics Education*, 12(11), 4055-4075.

Lowenfeld, V. (1987). *Creativity and Mental Growth*. Prentice Hall.

Malchiodi, C. A. (2011). *The Handbook of Art Therapy*. The Guilford Press.

McNiff, S. (1992). *Art as Medicine: Creating a Therapy of the Imagination*. Shambhala.

McNiff, S. (2004). *Art Heals*. Shambhala.

Rogers, C. (1961). *The Therapeutic Relationship and Its Impact: A Study of Psychotherapy with Schisophrenics*. University of Wisconsin Press.

Rogers, N. (1993). *The creative Connection: Expressive Arts as Healing*. Palo Alto, CA.

Rowe, J. W., & Kahn, R. L. (1997). Successful aging. *Gerontologist*, 37, 433-440.

Rowe, J. W., & Kahn, R. L. (1998). The structure of successful aging. In: Rowe, J. W., & Kahn, R. L. (eds.). *Successful Aging*. NY: Dell Publishing: 36-52. Science and Behaviour Books.

Waller, D. (2002) (ed.). Evaluating the use of art therapy for older people with dementia: A control group in Waller, D. *Arts Therapies and Progressive*

Illness. Brunner Routledge.

Wilks, R., & Byers, A. (1997). *Art Therapy with Elderly People in Statutory Care in Art Therapy: A Handbook*. Open University Press

Yao, C. T., Yang, Y. P., & Chen, Y. C. (2019). Positive effects of art therapy on depression and self-esteem of older adults in nursing homes. *Social Work in Health Care*, 8(3), 324-338. doi.org/10.1080/00981389.2018.1564108

美術資源

古沛昉、鄭詠文（譯）（2018）。會畫線條就會畫：療癒花草線繪畫（原作者Peggy Dean）。積木。

老屋顏（2020）。老屋顏與鐵窗花。馬可孛羅。

林心智（2014）。居心地——林心智粉彩蠟筆畫展。國立彰化生活美學館。

東雨文化編輯部（2021）。123空間訓練這樣做！東雨文化。

洪禎韓（2018）。用手輕抹暈染出柔和粉彩的溫暖筆觸。邦聯文化。

凌繼堯（2015）。藝術設計這回事。五南。

徐淑娟（譯）（2015）。8色就OK旅行中的水彩風景畫：絕對不失敗的水彩技法教學（原作者：久山一枝）。良品文化。

高霈芬（譯）（2020）。打破水彩畫規則（原作者：Shirley Trevena）。大牌出版。

陳文怡（譯）（2020）。讓水彩聽話：給初學者的繪畫技巧與建議，掌握水特性的5堂課（原作者：Nathalie Paradis Glapa）。一起來出版。

陳柏源（2020）。裸樹與非雲：藝術創作腦中渾沌的曝光。白象文化。

張志遠（2004）。台灣的工藝。遠足文化。

國立歷史博物館編輯委員會（2017）。大象無形：尚濤畫集。國立歷史博物館。

劉育誠（2019）。手繪複合媒材輕鬆畫：代針筆、墨水、粉彩、色鉛筆的

繪畫練習帖。旗林文化。

劉蕙瑜（2020）。愛上和諧舒壓粉彩畫：插畫家教你11種唯美必學技法
　　（原作者立花千榮子）。瑞昇。

劉福林（2016）。中國名家技法經典：劉福林寫意梅譜。北京工藝美術出
　　版社。

蕭靜芬（2017）。染藝起手式縫絞&藍染的初心相遇：染色工藝技藝手
　　冊。國立臺灣工藝研究發展中心。

謝嘉亨（2020）。半線‧鐵道情：謝嘉亨陶藝創作展2020。國立彰化生活
　　美學館。

蘇威任（譯）（2018）。藝術史的一千零一夜【精美插畫版】（原作者
　　Michael Bird）。原點。

曹國鑒、韓嘉明（2011）。老年國畫大學堂：寫意花鳥畫技法：松柏。人
　　民美術出版社。

Intrater, R. G. (2001). *Awesome Art Activities around the Year: 20 Dazzling
　　Projects with Complete How-to's that Connect to Your Curriculum and
　　Delight all Learners.* New York, Scholastic Professional Books.

Canfield, J. (1994). *100 Ways to Enhance Self-concept in the Classroom: A
　　Handbook for Teachers, Conselors, and Group Leaders.* Allyn and Bacon
　　Boston.

Mayesky, M. (2005). *Creative Art & Activities: Fun with Art*! Thomson/Delmar
　　Learning. NY.

Rubin, J., & Rubin, J. (2010). *Introduction to Art Therapy: Sources &
　　Resources*. Routledge. New York

網站資料

台灣失智症協會：http://www.tada2002.org.tw/About/IsntDementia https://
　　www.ankecare.com/2020/18488，瀏覽日期2020.10.22

衛生福利部統計處：https://dep.mohw.gov.tw/DOS/cp-4226-45154-113.html

ĀnkěCare創新照顧：https://www.ankecare.com/，瀏覽日期2021.03.31

ĀnkěCare失智照護找解方。成大首創全台藝術跨域課程。https://ankemedia.com/2020/22150，瀏覽日期2021.03.31

屏基社區高齡照顧服務專區：區別失智與老化，http://www.happyaging.org.tw/index.php?class=m2&type=m2_knowledge，瀏覽日期2021.05.09

衛福部雙和醫院認識失智症：https://shh.tmu.edu.tw/page/HealthDetail.aspx?deptCode=13&seqNo=20180110154151826655，瀏覽日期2021.05.09

衛福部。阿茲海默症、血管性失智症、額顳葉失智症、路易體失智症的比較：2017 file:///C:/Users/USER/Downloads/%E5%A4%B1%E6%99%BA%E7%97%87%E8%A8%BA%E7%99%82%E6%89%8B%E5%86%8A1060223.pdf

「『此刻，我在』共融藝術與失智照顧」研討會簡章_190824更新.pdf，財團法人天主教失智老人福利基金會，2019，http://www.ttcna.org.tw/filecenter/B/8D72F8BE43AA42F071/，瀏覽日期2021.05.04

American Art Therapy Association: https://arttherapy.org/about-art-therapy/，瀏覽日期2021.03.31

The Healing Power of Art and Artist-Art Enhance Brain Funtion and Wellbeing by Renee Phillips: https://www.healing-power-of-art.org/art-and-the-brain/，瀏覽日期2021.04.02

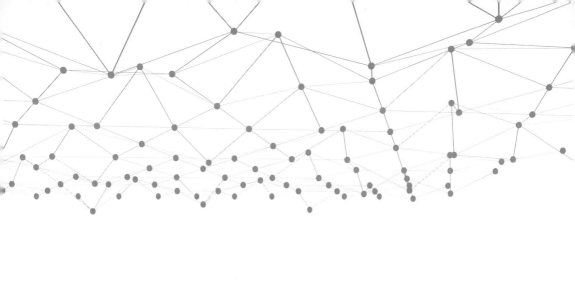

附　錄

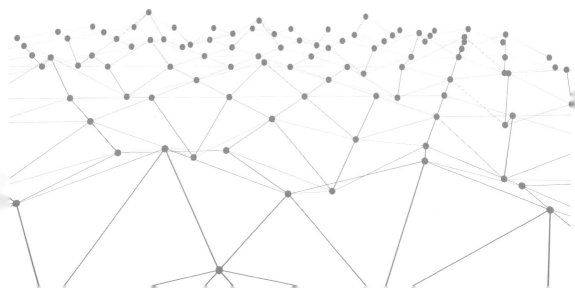

MMSE簡易智能檢查

MMSE的作者將MMSE的版權移至MiniMental公司。2001年3月，MiniMental與心理評估資源公司（PAR）簽訂了一項獨家協議，授權PAR發行和管理所有有關MMSE的知識產權。（http://zh.m.wikipedia.org/wiki/簡短智能測驗/）

量表內容包括：

一、基本個人資料

　　1. 識字程度：包括讀與寫的能力

　　2. 慣用手為哪一手

二、量表內容

　　1. 定向感（共10分）

　　　　(1) 時間（5分）：年、月、日、日期、季節

　　　　(2) 地方（5分）

　　2. 注意力（8分）

　　　　(1) 訊息登錄（3分）

　　　　(2) 系列減七（5分）

　　3. 回憶（3分）

　　4. 語言（5分）

　　　　(1) 命名（2分）

　　　　(2) 複誦（1分）

　　(3) 閱讀理解（1分）

　　(4) 書寫造句（1分）

5. 口語理解及行用能力（3分）

6. 建構力（1分）：圖形抄繪

CDR臨床失智評分量表

CDR臨床失智評分量表

患者姓名： 病歷號碼： CDR= 分 填表日期： 年 月 日

項目 分數	記憶力	定向感	解決問題能力	社區活動能力	家居嗜好	自我照料	小項計分
無(0)	沒有記憶力減退、或稍微減退，沒有經常性健忘	完全能定向	日常問題（包括財力及商業性的事務）都能處理得很好；和以前的表現比較，判斷力良好	和平常一樣能獨立處理相關工作、購物、業務、財務，參加義工及社團的事務	家居生活、嗜好、知性興趣都維持良好	完全能自我照料	
可疑(0.5)	經常性的輕度遺忘，事情只能部分想起：「良性」健忘症	完全能定向，但涉及時間關聯性時，稍有困難	處理問題時，在分析類似性及差異性時，稍有困難	這些活動稍有障礙	家居生活、嗜好、知性興趣稍有障礙	完全能自我照料	
輕度(1)	中度記憶力減退；對最近的事尤其不容易記得；會影響日常生活	涉及有時間關聯性時，有中度困難，檢查時，對地點仍有定向力；但在某些場合，可能仍有地理定向力的障礙	處理問題時，在分析類似性及差異性時，有中度困難；社會價值之判斷力通常還能維持	雖然還能從事某些活動，但無法單獨參與，對一般偶爾的檢查，外觀上還似正常	居家生活確已出現輕度之障礙，較困難之家事已經不能做，比較複雜之嗜好及興趣都已放棄	須旁人督促或提醒	
中度(2)	嚴重記憶力減退，只有高度重複學過的事物才會記得；新學的東西都很快會忘記	涉及有時間關聯性時，有嚴重困難；時間及地點都會有定向力的障礙	處理問題時，在分析類似性及差異性時，有嚴重障礙；社會價值之判斷力已受影響	不會掩飾自己無力獨自處理工作、購物等活動的窘境，被帶出來外面活動時，外觀還似正常	只有簡單家事還能做，興趣很少，也很難維持	穿衣、個人衛生及個人事務之料理，都需要幫忙	

項目 分數	記憶力	定向感	解決問題能力	社區活動能力	家居嗜好	自我 照料	小項 計分
嚴重(3)	記憶力嚴重減退，只能記得片段	只能維持對人的定向力	不能做判斷或解決問題	不會掩飾自己無力獨自處理工作、購物等活動的窘境，外觀上明顯可知病情嚴重，無法在外活動	無法做家事	個人照料需仰賴別人給予很大的幫忙，經常大小便失禁	
深度(4)	說話通常令人費解或毫無關聯，不能遵照簡單指示或不能了解指令；偶而只能認出其配偶或照顧他的人。吃飯只會用手指頭不太會用餐具，也需要旁人協助。即使有人協助或加以訓練，還是經學大小便失禁。有旁人協助下雖然勉強能走幾步，通常都必須座輪椅；極少到戶外去，且經學會有目的的動作。						
本期(5)	沒有反應或毫無理解力。認不出人、需旁人餵食，可能需用鼻胃管，吞食困難。大小便完全失禁。長期躺在床上，不能座也不能站，全身關節攣縮。						

備註：A.原版臨床失智評估量表並無第3級以上之狀態，但因目前台灣安寧療護緩和醫學針對失智末期定義為
　　　CDR=5分方能申請健保給付之安寧居家療護。因此，面對嚴重失智障礙程度時，可以參考深度(4)及末期
　　　(5)之規則。
　　　B.如於兩種之中無法決定選那一格，請圈選嚴重者。
　　　C.計分原則可參考下列網址：http://www.biostat.wustl.edu/cdrpgm/index.html或參考下列文獻Lin KN.Lat
　　　HC(2003) Clnical Dementia Rating (CDR), Chinese Versica Acta Neurologica Taiwanka, 12(3): 151-165

醫院名稱		醫生簽章 （簽名及簽章）	

日常生活活動功能量表
（巴氏量表）

項目	分數	內容說明
1.進食	10	□自己在合理時間（約十秒鐘吃一口）可用筷子取食眼前的食物。若需進食輔具時，應會自行穿脫
	5	□需別人幫忙穿脫輔具或只會用湯匙進食
	0	□無法自行取食或耗費時間過長
2.個人衛生	5	□可以自行洗手、刷牙、洗臉及梳頭
	0	□需要他人部分或完全協助
3.上廁所	10	□可自行上下馬桶、穿脫衣服、不弄髒衣服，會自行使用衛生紙擦拭
	5	□需要協助保持姿勢的平衡、整理衣服或用衛生紙
	0	□無法自己完成
4.洗澡	5	□能獨立完成（不論是盆浴或沐浴），不需別人在旁
	0	□需別人協助
5.穿脫衣服	10	□能自己穿脫衣服、鞋子，自己扣鈕子，拉上拉鍊或綁鞋帶
	5	□在別人協助下，可自己完成一半以上的動作
	0	□不會自己做
6.大便控制	10	□不會失禁，能自行灌腸或使用塞劑
	5	□偶爾會失禁（每週不超過一次），需要他人協助使用灌腸或塞劑
	0	□失禁，無法自己控制且需他人處理

項目	分數	內容說明
7.小便控制	10	□能自己控制不會有失禁，或能自行使用並清潔尿套、尿袋
	5	□偶爾會失禁（每週不超過一次）或尿急（無法等待放好便盆及時趕到廁所），或需要他人協助處理尿套
	0	□失禁，無法自己控制且需他人處理
8.平地行走	15	□使用或不使用輔具，皆可獨立行走50公尺以上
	10	□需他人稍微扶持或口頭指導才能行走50公尺以上
	5	□雖無法行走，但可以操作輪椅（包括轉變、進門及接近桌子、床沿），並可推行輪椅50公尺以上
	0	□完全無法自行行走，需別人幫忙推輪椅
9.上下樓梯	10	□可自行上下樓梯，可使用扶手、枴杖等輔具
	5	□需他人協助或監督才能上下樓梯
	0	□無法上下樓梯
10.上下床或椅子	15	□整個過程可獨立完成
	10	□移動身體時需要稍微協助、給予提醒、安全監督
	5	□可以自行坐起，但從床上坐起或移動身體時需要他人協助
	0	□不會自己移動
總分		

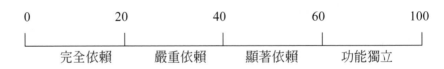

本表格參考自台灣長期照護專業協會

工具性日常生活量表（IADL）

項目	分數	內容說明
使用電話的能力	1	☐自動自發使用電話、查電話號碼、檢號等
	1	☐只會撥幾個熟知的電話
	1	☐會接電話，但不會撥號
	0	☐完全不會使用電話
上街購物	1	☐獨立處理所有的購物需求
	0	☐可以獨立執行小額購買
	0	☐每一次上街購物都需要有人陪伴
	0	☐完全不會上街購物
做飯	1	☐獨立計畫、烹煮和擺設一頓適當的飯菜
	0	☐如果備好一切佐料，會做一頓適當的飯菜
	0	☐會將已做好的飯菜加熱和擺放，或會做飯，但做得不夠充分
	0	☐需要別人把飯菜煮好、擺好
做家事	1	☐能單獨處理家事或偶爾需要協助（例如：幫忙比較重的家事）
	1	☐能做較輕的家事，例如：洗碗、鋪床、疊被
	1	☐能做較輕的家事，但不能達到可被接受的清潔程度
	1	☐所有的家事都需要別人協助
	0	☐完全不會做家事
洗衣	1	☐會洗所有的個人衣物
	1	☐會洗小件衣物，例如：清洗襪子、褲襪等
	0	☐所有衣物都要由別人代洗

項目	分數	內容說明
使用 交通工具	1	□能自己搭乘公共交通工具或自己開車
	1	□能自己搭計程車，但不會搭公共交通工具
	1	□當有人協助或陪伴時，可以搭公共交通工具
	0	□只能在別人協助下搭計程車或私用車
	0	□完全不能出門
自己 負責用藥	1	□能自己負責在正確的時間，服用正確的藥物
	0	□如果事先將藥物的分量備妥，可以自行服用
	0	□不能自己負責服藥
財務管理	1	□獨立處理財務（自己做預算、寫支票、付租金、付帳單、上銀行），自己匯集收入並清楚支用狀況
	1	□可以處理日常的購買，但需要別人協助與銀行的往來，或大宗的購買等等
	0	□不能處理錢財
總分		

每一個項目計分方式為二分法，即1分或0分，滿分為8分。喪失功能項目的多寡，可幫助區分功能障礙的輕重程度，評估的結果越接近滿分，則表示老年人功能越獨立。

源自Lawlon, M. P., & Brody. E. (1969). Assessment of older people self-maintaining and instrumental activities of daily living. *Gerontologist*, 9(3), 179-186.

資料來源：衛福部失智症診療手冊，file:///C:/Users/USER/Downloads/%E5%A4%
　　　　　B1%E6%99%BA%E7%97%87%E8%A8%BA%E7%99%82%E6%89%8
　　　　　B%E5%86%8A1060223.pdf

100破冰話題（取自施紅朱，民104，高雄福氣教會）

http://www.tam.museum/astronomy/files/learning/20180116131956762.pdf）

1.我最喜歡閱讀什麼報章／雜誌／刊物？它有何吸引及獨特之處？2.我最愛吃的水果／食物是什麼？為什麼？3.我最愛玩的球類／康體活動是什麼？是機動遊戲？水上活動？4.我最愛遊覽什麼網址？5.我最喜歡的娛樂／消遣活動是什麼？6.我最喜愛什麼電影／VCD／DVD／CD或電視節目？7.我最愛聽什麼音樂或歌曲？8.我最喜歡的數字／英文字母是什麼？為什麼？9.我最想旅遊的地方是哪裡？10.我最喜愛穿什麼顏色的衣服？11.我最喜歡什麼樂器的聲音？12.我認為人生最快樂的事情是什麼？13.我認為哪種動物／物件／樂器／植物最能代表我？為什麼？14.我最大的願望是什麼？若神給我3個願望，我喜歡實現什麼？15.我最希望得到的祝福是什麼？為什麼？16.我最喜歡的生日禮物是什麼？17.我最喜歡一年中哪一個節氣／假日？為什麼？18.我童年時最尊崇的偶像／英雄是誰？19.我最希望培養什麼習慣？20.我最喜歡住在哪裡？是什麼國家／城市／地區／社群？21.我最盼望認識誰？跟誰做朋友？22.我最喜愛閱讀哪3本書？為什麼？23.什麼是我最難忘的一段經歷／往事／遭遇／尷尬事情？24.我最怕的小動物／遇見的人／東西是什麼？25.我最喜歡什麼童話故事／成語／寓言／格言？26.我覺得最深刻、動聽、感人的故事，或最有趣的笑話是什麼？27.我最喜歡什麼季節／月分／每日哪段時間？為什麼？28.影響我最深的人是誰？29.我最要好的朋友／親人是誰？他／她有何獨特之處？30.我最喜歡什麼家庭日用品／電器用品？31.我最欣賞自己身體／臉

部哪部分？32.我最喜歡飼養什麼動物／寵物？33.我最愛收藏／收集／珍藏的物件是什麼？34.我最喜歡《聖經》中哪一個人物／經卷／主題／故事？35.我最喜歡什麼工作／職業／副業／業餘活動？36.我最喜歡做哪類義務工作？37.我最喜歡進修什麼科目／課程／學位，或得到哪方面的知識／學問？38.我最想探險的地方是哪裡？39.我最怕遇見什麼場合／人物／事情？40.我最愛幻想什麼／想像自己變成怎樣？41.如果時光倒流，我最想回到哪個時代？爲什麼？42.如果家中失火，我最先拿起什麼走？43.如果我選爲市長／議員，我會爲社區／居民做什麼？44.如果我再返回校園，我會怎樣訓練自己？45.如果我改變性別，或男或女，我的生活有何不同？46.如果我變成億萬富豪，我會怎樣運用這些財富？47.如果我生在貴族之家／成爲多人崇拜的偶像，我會怎樣善用這個身分？48.如果我是一個守護天使，我會做什麼？49.如果我今天見主顯現，我會問／請求祂什麼？50.如果我心情欠佳，我會做什麼？51.如果我有心事／難言之隱，我會找誰傾訴？52.如果有人跟我說他想自殺，我曾怎樣回應？53.如果我是在一間次等的學校做老師，我會怎樣與學生相處？54.如果我是導演，我會拍一齣怎樣的電影？55.如果我是一名宣教士，我希望到哪裡工作？爲什麼？56.如果我流落異鄉，身無分文，我會做什麼？57.如果我只有3個月／一年／半年的生命，我會怎樣運用餘生？58.如果我有3個月／半年／一年的長假，我會怎樣使用？59.如果我擁有能醫各病的靈藥，我最想醫治哪些人？60.如果我是科學家／政治家／宗教領柚，我會全力探索解決人類哪個問題？61.如果我感染了愛滋病／患了絕症，我會怎樣？62.如果今天我因信仰被囚在監獄裡，我會怎樣？63.如果我可以擁有一件法寶（好像十兄弟各有特異功能），我會選什麼？64.如果我要爲自己寫墓誌銘，我會記下什麼？65.如果我今天立下遺囑，我會怎樣安排各種事？66.如果我離世時只剩下一句話，我會說什麼？跟誰說？67.如果我要往遠方去，我希望留下什麼給我的愛人／兒女／家人？68.如果我有一張巨額的購物券／獎券／換物券，我會購買什麼？69.如果我可以易容，我

最喜歡的容貌是怎樣？像哪個人？70.如果神任我選擇不同的恩賜，我會渴望得到什麼？71.如果我是一位名作家，我會寫一部怎樣的作品？72.如果我可以解開人生任何一個謎，我最先會解開什麼？73.如果我像魯賓遜漂流荒島，我會怎樣求生？74.如果我是哥倫布／開拓者，我有興趣發現哪個新大陸？75.如果我是運動員，我會參加哪種賽事？為什麼？76.如果在我所住的城市出現暴亂，我會怎樣？會做什麼？77.如果我失眠，我會怎樣讓自己入睡？78.如果我有一位朋友陷於苦難／絕症／絕望中，我會怎樣安慰／鼓勵他？79.如果我可以知道未來，我最想知道什麼事情？80.如果我事業／學業有成，我最想感謝誰？81.對於捐贈器官，我有何看法？我會認同和捐贈嗎？82.我在本週有哪一件難忘／印象深刻／感恩／滿足的事？83.嘗試以溫度計（可由0至100度）量度你現今的心情。 84.講述神一項最深刻的屬性，並分享你的經歷和體驗。85.試述你心目中理想／興旺／活潑的教會是怎樣？要具備什麼？86.試述一個溫暖的家是怎樣？87.分享你現在想做的3件事情（若是可能，馬上就行動，如握握某組員的手）。88.在工作／學業／家庭上，最大的壓力是什麼？試分享。89.在基督耶穌的生平中，哪一件事蹟／言談，令你最景仰和佩服？90.在教會／小組生活中，最難忘的片段是什麼？91.用一句／兩句說話，總結你這段日子在小組內的體驗。92.一同選舉小組裡最佳進步／成員／服務／人緣／關懷／愛心／謙遜／合作／出席等獎項的得主。93.試用一種東西來形容或代表小組的特色／特徵，好讓人人都記得。94.試形容一位影響你至深或改變你最大的人物。95.個人推薦一本最有幫助的書，看看有哪些書登上榜首。96.試揀選一則你認為最深刻地反映社會現況／溫馨感人／駭人聽聞／勵志的新聞。97.設計一則廣告對白及口號，介紹小組的好處／特色。98.試為小組作曲填詞，一人一句，形容小組的特色。99.一同觀看錄影帶，並分享對主題信息的感受。100.分享個人最愛的詩歌，並選舉全組最受歡迎的詩歌。

國內網站資源

社團法人台灣失智症協會：http://www.tada2002.org.tw

社團法人中華民國失智者照顧協會：http://www.cdca.org.tw

社團法人大臺南市熱蘭遮失智症協會：http://zda.org.tw

社團法人高雄市失智症協會：http://kda2006.org.tw

社團法人高雄市聰動成長協會：http://www.smartaction.org.tw/

社團法人屏東市失智症服務協會：http://www.ptda.org.tw/

財團法人天主教失智老人社會福利基金會：http://www.cfad.org.tw

財團法人天主教康泰醫療教育基金會：http://www.kungtai.org.tw

財團法人長庚紀念醫院失智症中心：

http://www.cgmh.org.tw/dementiahel/Introduction.html

桃園市失智症關懷中心：http://www.oldman.org.tw/Money.html

台灣老年學暨老年醫學會：http://www.tagg.org.tw/

台灣老年精神醫學會：http://www.tsgp.org.tw/

台灣神經學學會：http://www.neuro.org.tw

台灣臨床失智症學會：http://tds.org.tw

台灣精神醫學會：http://www.sop.org.tw

台灣心理學會：http://www.psy.ntu.edu.tw

台灣臨床心理學會：http://www.tacp.url.tw

社團法人台灣長期照護專業協會：http://www.ltcpa.org.tw

台灣護理學會：http://www.twna.org.tw

中華民國醫務社會工作協會：http://http://www.mswa.org.tw

臺灣社會工作專業人員協會：http://www.tasw.org.tw

中華民國精神衛生護理學會：http://www.psynurse.org.tw

中華民國物理治療學會：http://www.ptaroc.org.tw/

臺灣職能治療學會：http://www.ot-roc.org.tw

中華民國老人福利推動聯盟：http://www.oldpeople.org.tw/

中華民國家庭照顧者關懷總會：http://www.familycare.org.tw

中華民國殘障聯盟：http://www.enable.org.tw/

臺灣憂鬱症防治協會：http://www.depression.org.tw

內政部社會司：http://www.moi.gov.tw/dsa/

內政部社會司中部辦公室：http://www.moi.gov.tw/moffice/societyduty.asp

內政部社會司老人福利服務科：http://sowf.moi.gov.tw/04/new04.asp

內政部社會司身心障礙福利科：http://sowf.moi.gov.tw/05/new05.htm

行政院衛生署：http://www.doh.gov.tw

行政院衛生署國民健康局：

http://www.bhp.doh.gov.tw/BHPnet/Portal/Default.aspx

中央健康保險局：http://www.nhi.gov.tw/

行政院衛生署護理及健康照護處：

http://www.doh.gov.tw/CHT2006/DM/DM2_p01.aspx?class_no=211&now_fod_list_no=6571&level_no=1&doc_no=39350

行政院衛生署自殺防治中心：http://www.tspc.doh.gov.tw

全國法規資料庫：http://law.moj.gov.tw/

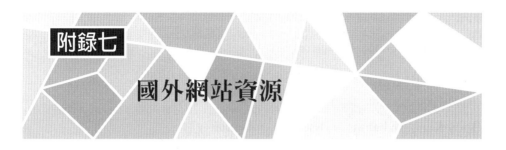

附錄七

國外網站資源

ADEAR

http://www.alzheimers.org

Alzheimer's Association Australia

http://www.alzheimers.org.au

Alzheimer's and Related Disorders Association of Thailand

http://www.azthai.org

Alzheimer's Association Japan

http://www.alzheimer.or.jp/

Alzheimer's Association , Korea

http://www.alzza.or.kr/

Alzheimer's Disease Association ,Singapore

http://www.alzheimers.org.sg/

Alzheimer's Disease Foundation, Malaysia

http://www.adfm.org.my/

Alzheimer's Disease International

http://www.alz.co.uk/

Alzheimers New Zealand

http://www.alzheimers.org.nz

Alzheimer Europe

http://www.alzheimer-europe.org

Brace

http://www.alzheimers-brace.org

Dementia Advocacy and Support Network International

http://www.dasninternational.org

Hong Kong Alzheimer's Disease Association

http://www.hkada.org.hk/ecmanage/page1.php

THE FORGETTING

http://www.pbs.org/theforgetting/

全球藝術治療學會

Art Therapy Associations

AFRICA

South African Network of Arts Therapies Organizations

ASIA

Hong Kong Association of Art Therapists (HKAAT)

Chinese Art Therapy Association (Hong Kong TATA)

Taiwan Art Therapy Association (TATA)

Art Therapists' Association Singapore

Korean Art Therapy Association

MIDDLE EAST

Israeli Association of Creative & Expressive Therapies

NORTH AMERICA

American Art Therapy Association (AATA)

National Coalition of Creative Arts Therapies Associations (NCCATA)

Association of Art Therapists of Québec (AATQ)

Canadian Art Therapy Association (CATA)

Ontario Art Therapy Association (OATA)

British Columbia Art Therapy Association (BCAT)

CARIBBEAN

Caribbean Art Therapy Association (CATA)

SOUTH AMERICA

Associação de Arteterapia do Rio de Janeiro (AARJ)

Art Therapy Association of Rio de Janeiro

Associação de Arteterapia do Rio Grande do Sul (AATERGS)

Art Therapy Association of Rio Grande do Sul

Associação de Arteterapia do Estado de São Paulo (AATESP)

Art Therapy Association of the State of São Paulo

Colombian Art Therapy Association

Chilean Art Therapy Association

EUROPE

British Association of Art Therapists (BAAT)

European Consortium for Arts Therapies Educators (ECArTE)

French Federation of Art Therapists (FFAT)

ITALY

Art Therapy Italiana Association

IRELAND

Northern Ireland Group for Art as Therapy (NIGAT)t

Irish Association of Creative Arts Therapists (IACAT)

ICELAND

Icelandic Art Therapy Association's

GERMANY

Germany Association of Art Therapy

POLAND

Polish Association of Art Therapists

ROMANIA

Romanian Association for Expressive Therapies

SWEDEN

Swedish National Association for Art Therapists (SBRT)

NETHERLANDS

Federation Vaktherapeutische Occupations (FVB)

AUSTRALIA & NEW ZEALAND

Australian and New Zealand National Art Therapy Association (ANZATA)

INDIA

Art Therapy India

國家圖書館出版品預行編目資料

高齡藝術與預防失智症：藝術課程活動設計／
林端容著. -- 二版. -- 臺北市：五南圖書
出版股份有限公司, 2024.04
　　面；　公分
ISBN 978-626-393-220-3（平裝）

1.CST: 老年失智症　2.CST: 藝術治療
3.CST: 教學活動設計

415.9341　　　　　　　　　　113003957

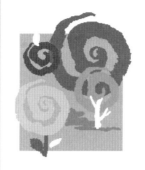

1B2A

高齡藝術與預防失智症 ——
藝術課程活動設計

作　　者 ― 林端容（135.1）

發 行 人 ― 楊榮川

總 經 理 ― 楊士清

總 編 輯 ― 楊秀麗

副總編輯 ― 王俐文

責任編輯 ― 金明芬

封面設計 ― 姚孝慈

出 版 者 ― 五南圖書出版股份有限公司

地　　址：106台北市大安區和平東路二段339號4樓

電　　話：(02)2705-5066　　傳　　真：(02)2706-6100

網　　址：https://www.wunan.com.tw

電子郵件：wunan@wunan.com.tw

劃撥帳號：01068953

戶　　名：五南圖書出版股份有限公司

法律顧問　林勝安律師

出版日期　2021年10月初版一刷（共二刷）
　　　　　2024年 4 月二版一刷

定　　價　新臺幣500元

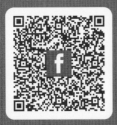

經典永恆 · 名著常在

五十週年的獻禮 —— 經典名著文庫

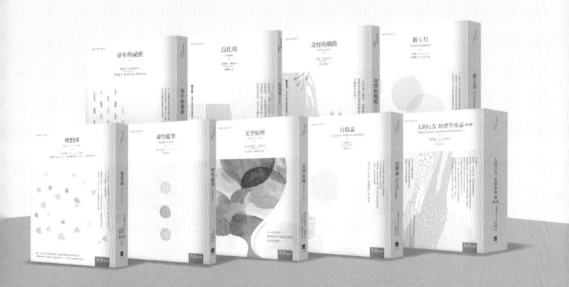

五南，五十年了，半個世紀，人生旅程的一大半，走過來了。
思索著，邁向百年的未來歷程，能為知識界、文化學術界作些什麼？
在速食文化的生態下，有什麼值得讓人雋永品味的？

歷代經典 · 當今名著，經過時間的洗禮，千錘百鍊，流傳至今，光芒耀人；
不僅使我們能領悟前人的智慧，同時也增深加廣我們思考的深度與視野。
我們決心投入巨資，有計畫的系統梳選，成立「經典名著文庫」，
希望收入古今中外思想性的、充滿睿智與獨見的經典、名著。
這是一項理想性的、永續性的巨大出版工程。
不在意讀者的眾寡，只考慮它的學術價值，力求完整展現先哲思想的軌跡；
為知識界開啟一片智慧之窗，營造一座百花綻放的世界文明公園，
任君遨遊、取菁吸蜜、嘉惠學子！